临床焦虑与抑郁管理

Management of Clinical Depression and Anxiety

主编 （英）麦琪·华森（Maggie Watson）
　　　（英）大卫·W. 基森（David W.Kissane）

主译　刘晓红

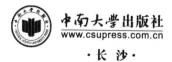
中南大学出版社
www.csupress.com.cn
·长沙·

OXFORD

Management of Clinical Depression and Anxiety was originally published in English in 2017. This translation is published by arrangement with Oxford University Press. Central South University Press LTD. is solely responsible for this translation from the original work and Oxford University Press shall have no liability for any errors, omissions or inaccuracies or ambiguities in such translation or for any losses caused by reliance thereon.

图书在版编目（CIP）数据

临床焦虑与抑郁管理／（英）麦琪·华森
（Maggie Watson），（英）大卫·W. 基森
（David W. Kissane）主编；刘晓红主译. —长沙：中南
大学出版社，2020.4
ISBN 978 - 7 - 5487 - 4032 - 2

Ⅰ.①临… Ⅱ.①麦… ②大… ③刘… Ⅲ.①抑郁症－
－诊疗②焦虑－诊疗 Ⅳ.①R749

中国版本图书馆 CIP 数据核字（2020）第 060354 号

临床焦虑与抑郁管理
LINCHUANG JIAOLU YU YIYU GUANLI

（英）麦琪·华森（Maggie Watson）
（英）大卫·W. 基森（David W. Kissane）   主编
刘晓红 主译

□责任编辑 陈海波 王雁芳
□责任印制 易红卫
□出版发行 中南大学出版社
　　　　　社址：长沙市麓山南路　　　邮编：410083
　　　　　发行科电话：0731 - 88876770 传真：0731 - 88710482
□印　　装 长沙市宏发印刷有限公司

□开　　本 880 mm×1230 mm 1/32 □印张5 □字数 124 千字
□版　　次 2020 年 4 月第 1 版 □2020 年 4 月第 1 次印刷
□书　　号 ISBN 978 - 7 - 5487 - 4032 - 2
□定　　价 48.00 元

图书出现印装问题，请与经销商调换

译者名录

主译：刘晓红　湖南省肿瘤医院

审议：马纳克　湖南师范大学
　　　　彭　溯　湖南大学外国语学院

初稿译者：（按姓氏拼音顺序）

胡英斌　湖南省肿瘤医院　肠道外科
黄旭芬　湖南省肿瘤医院　宁养院
蒋　玲　湖南省肿瘤医院　临床心灵关怀部
刘　峰　湖南省肿瘤医院　头颈放疗二科
刘　敏　中南大学湘雅医学院　药学部研究生
刘妍希　美国剑桥进食障碍中心　临床咨询科
彭望连　湖南省肿瘤医院　宁养院
苏　晨　湖南省肿瘤医院　麻醉科
童　菲　湖南省肿瘤医院　心理咨询门诊
文忞霓　湖南省肿瘤医院　临床心灵关怀部
肖　灿　美国华盛顿大学
杨　辉　湖南省肿瘤医院　宣传科
易丽丽　湖南省肿瘤医院　肿瘤内一科
张乐蒙　湖南省肿瘤医院　胸内一科
邹　然　湖南省肿瘤医院　宁养院

撰稿人

Daisuke Fujisawa，医学博士，哲学博士
日本东京庆应义塾大学医学院神经精神病学和姑息治疗中心

Luigi Grassi，医学博士
意大利费拉拉大学圣安娜大学医院和卫生局精神病学研究所生物
医学及外科学系

Jimmie C. Holland，医学博士
纽约州，纽约市，纪念斯隆·凯特琳癌症中心，精神病学与行为科
学系

David W. Kissane，医学博士
澳大利亚，墨尔本，卡布里尼医疗中心，莫纳什医学中心及萨尔穆
克家庭心理肿瘤科；莫纳什大学，精神病学系

Madeline Li，医学博士，博士
加拿大，多伦多，大学健康网络－玛格丽特公主癌症中心，支持性
治疗学系

Daniel McFarland，DO 医学博士
纽约州，西哈里森，纪念斯隆·凯特琳癌症中心医学系，区域性网
络服务部

Gary Rodin，医学博士
加拿大，多伦多，大学健康网络－玛格丽特公主癌症中心，支持性
治疗学系

Joshua Rosenblat，医学博士
加拿大，多伦多，大学健康网络－玛格丽特公主癌症中心，支持性
治疗学系

Yosuke Uchitomi, 医学博士, 博士
日本, 东京, 国立癌症中心医院肿瘤心理部, 支持、姑息及社会心理照顾发展中心

Maggie Watson, 博士
英国, 伦敦, 伦敦大学学院临床、健康和教育心理学研究院, 皇家马斯登医院国民保健制度信托基金会

译者序

恶性肿瘤作为严重危害人类健康的一种常见病、多发病，成为人们的关注点。随着现代医疗技术的发展，特别是肿瘤多学科合作的临床进展，以人为本，倡导全程全人为患者提供肿瘤心理社会支持，能有效地提高患者的治疗效果和生存质量。

有研究表明癌症患者的焦虑、抑郁发生率明显高于一般人群，2016 年由中国抗癌协会肿瘤心理学专业委员会组织编写出版的《中国肿瘤心理治疗指南》，明确指出焦虑和抑郁是肿瘤患者最常见的两大情绪反应，需要高度关注，有效干预，为患者提供人文关怀，实现现代生物－心理－社会医学模式的改变。

在 2018 年香港举办的国际肿瘤心理大会上，我有幸遇见了 *PSYCHO-ONCOLOGY* 杂志主编 Maggie Watson 博士，交流中她极力推荐由她和 David W. Kissane 医学博士主编的 *Management of Clinical Depression and Anxiety*，为了让更多临床医生学习，同时让更多患者受益，她希望我们能将此书译为中文，即本团队所译中文版《临床焦虑与抑郁管理》。此书包括临床常见癌症患者焦虑、抑郁、痛苦、失志、自杀等的筛查、诊断、药物治疗、症状管理和社会支持等，对肿瘤临床特别是肿瘤心理工作者来说是值得一读的好书，可借鉴或指导临床实践。

至此，非常感谢参与翻译和审核的所有工作人员，以绵薄之力努力工作。同时，翻译过程中也难免有不足之处，肯请批评指正。

刘晓红
湖南省肿瘤医院

前 言

　　肿瘤心理学是肿瘤学的一个分支学科，重点关注癌症患者及其家人和照顾者所经历的社会心理问题，并为这些具体问题的管理提供循证的方法。

　　肿瘤心理照顾系列指南旨在为没有受过专门心理健康培训的肿瘤临床工作者或仍在接受心理健康专家培训谋求增进肿瘤心理专业技能的专业人员提供临床管理信息。

　　癌症患者的心理健康问题既可能病前就存在，也可能出现在癌症的诊断和治疗期间。该指南涵盖临床焦虑与抑郁，并简明扼要地提供有关诊断、治疗和服务相关问题的信息，可供临床决策快速查询。

　　本指南的作者均为经验丰富的临床医生和研究人员，他们在癌症患者及其家庭照顾方面拥有多年经验，非常感谢他们分享这些专业知识。作为编辑，我们也感谢牛津大学出版社的工作人员和国际肿瘤心理学会的帮助。

　　癌症患者及其家人享有社会心理照顾是一项基本人权。我们希望本书的读者会发现其有助于提高心理照顾的质量，从而丰富所有癌症患者及其家人的生活。

Maggie Watson，博士
David W. Kissane，医学博士

目 录

第一章

心理痛苦、适应障碍和焦虑症

Daniel McFarland，Jimmie C. Holland

学习目标

阅读本章后，临床医生将能够：

1. 获得足够的知识信息，帮助临床医生充分理解癌症患者的心理痛苦、适应障碍以及焦虑症状并从这些方面考虑病情。

2. 描述现有的问题。掌握临床症状的诊断以及治疗方法的适用性，从而给予癌症患者及其家人高质量的支持性照顾。

3. 简述关键诊疗检查结果。临床医生须能够描述和区分出不同诊断的最有效的分析方法。

4. 描述临床管理方案。临床医生须能够理解每一项临床管理决策，并掌握临床管理的可能选项。

5. 澄清癌症环境中用于管理心理痛苦和焦虑症的一些专业事项。

背景资料

癌症经常会使患者及其家属情绪混乱。虽然癌症患者的心理症状与身体症状一样，有时明显有时不明显，但是从以往的诊断历史来看，心理症状大多数并未得到重视。但我们却日益看到，在新的被诊断患有各类型癌症的患者中，有 30% ~ 60% 的患者普遍存在心理痛苦和精神障碍。通常来说，任何时候都有可能出现患者的心理失常，但在患癌轨迹的某些点上频率会有所增加。例如，在诊断时，癌症复发或恶化时，以及癌症晚期或幸存后，这些都是触发心理紊乱的敏感时期。时间缺乏、训练或问诊技巧的不足、怀疑指数低以及对精神健康并发症的认识不足等因素，都有可能给临床医生诊断心理痛苦造成障碍。

心理痛苦

"心理痛苦"这个词之所以被用于患者的心理诊断，是因为它不会使患者感到尴尬。它可以作为患者在患病期间出现的一系列情绪问题的总称，这些问题可以是患者身体症状、悲伤、忧虑、担心家人和自身生存，以及严重的抑郁和焦虑症状等的反映。美国国家综合癌症网络（NCCN）在 1996 年指出，造成心理痛苦的因素有许多种，比如身体原因、社会现状、心理健康（如对家人的担心），以及生存或精神担忧等。临床测评对完整的心理痛苦评估是必要的，但有几个常用的心理量表可用来测定哪些患者可以从进一步的心理照护中获益。最常用的测量方法是"NCCN 痛苦量表及问题清单"（DT&PL），此量表与成功运用于疼痛管理的李克特量表十分类似（参见第 142 页的附录一）。2008 年，美国国家科学院医学研究所在《完整患者癌症照护：满足社会心理健康需求》的报告中指出，关于社会心理和精神药理干预方面已有足够大的证据库，证明有必要在高质量的癌症照护中将心理社会支持纳入常规癌症治疗，作为一项政策要求。2010 年，国际肿瘤心理学会（IPOS）和国际抗癌联盟也将心理痛苦认定为排在疼痛之后的第六个重要体征。

适应障碍

这里所说的适应障碍，指的是面对癌症患者表现出的不成比例的或者过度的反应。患者的人际关系、社会或职业功能区域的损伤变化是诊断的关键。正确地诊断适应障碍需要医生具备良好的临床判断能力，因为多数情况下，患者接受患癌诊断结果是很有压力的。虽然适应障碍是迄今为止癌症患者中最常被诊断出的精神类疾病，但它却是美国精神病学协会的《精神障碍诊断和统计手册》（DSM）（简称《手册》）中最缺乏研究的一项。适应障碍在之前出版第四版《手册》中的独立分类存在并未鼓励各界学者对它进行研究。《手册》的第五版将适应障碍归类于"创伤和刺激源相关障碍"，这使得其与癌症的刺激源的关系更加清晰，并可能加强今后对于适应障碍的系统研究，以更好地理解和更准确地描述其特点。除了对压力刺激源的反应之外，对适应障碍特征描述不够具体也会导致临床医务人员扩大鉴别诊断并考虑其他诊断（如意志消沉）。

焦虑症

尽管癌症患者普遍有焦虑感，但具体焦虑类型的患病率尚不明确。在癌症治疗中大多数焦虑情况都是据情境而发生的，而不是因为身体虚弱。它可以被归类为具有焦虑特征的适应障碍或由于一般医疗状况导致的焦虑症。此外，患癌轨迹中的各种医疗情况都有可能加剧患者的焦虑症状，或者可能与抑郁症或癌症伴发出现的情况（如不受控的疼痛，药物不良反应，呼吸困难，恶心）。焦虑是对癌症的正常反应，甚至有可能会对采取措施减轻焦虑的人有所帮助（如主动寻找信息，寻求社会支持）。更明显的焦虑症状通常出现在癌症诊断之前，而医生可能会将其识别为一般焦虑症、恐慌症、恐惧症或创伤后应激障碍（PTSD）。

高质量的肿瘤学实践常常需要根据临床实践指南来识别和治疗伴发的痛苦和焦虑。一线的肿瘤学团队是提供优质社会心理癌症照护的核心。这种高质量，以证据为基础的管理策略，从根本上需要一种真正的"关怀"方法，这种方法促进以信任为本的治疗关系，因为信任将影响就诊结果。本章会基于这样一些原则概述对以上症状的管理方案。

出现的问题

恐惧

恐惧是对已知威胁的反应。例如，由于死亡的必然性，对提议的治疗方案的不确定以及担忧，或来源于治疗医生、护士和其他工作人员的负面反应，都会引起患者恐惧。

焦虑

焦虑是患者对真实的和想象中存在的威胁作出的心理反应。产生焦虑的原因可能是不确定的癌症预诊，或者甚至是癌症诊断本身（5%～10%的癌症是未知原发性），疾病对其社会身份、生计以及身体的影响，和其与陌生人交往或独自一人身在医院等都可能引起焦虑。与此同时，癌症环境中的焦虑可能与癌症无直接关系。例如，面对癌症诊断或复发情况，或者担心自己的人际关系，患者的原发性焦虑或情绪障碍可能会加剧。诊断可能会降低患者的社会处境，从而打破患者的心理平衡（如经济状况不稳定，与配偶和/或家人的互动）。再者，有认知障碍或痴呆的患者会因日常生活规律的变化而经常产生焦虑。

应对策略

患者可能会表现出应对无力的感觉。理解癌症刺激源的"正常"的、适应性的反应将有助于临床医生判断可能出现何种病理反应（方框 1.1）。患者对于无力应对的感受也可能在疾病过程中发生变化（如诊断时的急性焦虑，与恐惧复发或遗传性基因检测相关的慢性焦虑），或者随着抑郁症或医疗状况同时出现的症状（如不受控制的疼痛、药物不良反应、呼吸困难、恶心），又或是随着医疗照顾而缓解。与此同时，患者可能在癌症轨迹期间出现原发性焦虑症。

方框1.1　癌症环境中使心理痛苦和焦虑的表征复杂化的问题

- 临床医生不能识别患者受损的功能和其他病理症状。
- 患者少报症状。
- 癌症中心社会心理资源分配的差异。
- 诊断结果与医疗状况混淆。

耻辱感和被掩盖的心理痛苦

患者可能隐瞒或弱化他们认为在癌症治疗中不那么重要的症状。并且，他们可能会害怕自己的肿瘤科医生可能不会像对待其他患者一样对待自己，害怕贴上"难以处理"标签。

身体症状

震颤、心悸、出汗、呼吸困难和过度换气都是焦虑的表现。癌症患者可能有许多身体不适，这些不适往往会随着时间的推移而发生变化，使得其共病性心理症状，或其他精神病的诊断变得更加复杂。另外，失调、混乱和认知障碍可能是谵妄的表现。患有颅内肿块（如常见于肺癌和乳腺癌或原发肿块），或甲状腺功能障碍（如来自垂体肿块或内分泌肿瘤）的患者可能表现出冷漠或烦躁，且看起来很沮丧，抑或是相反，即表现出多动、去抑制或躁狂状态。除此之外，抗癌治疗的潜在生物学效应也可能与心理表现混淆。

心理痛苦

NCCN将其定义为"一种干扰患者应对癌症治疗能力

的情绪、心理、社会或精神的不愉快体验。心理痛苦通常会从普通的脆弱感，悲伤和恐惧的正常情感发展到心理功能障碍，如真正的抑郁、焦虑、恐慌和孤立感或精神/心灵危机"。心理痛苦是能够被患者识别的，而且并不一定会伴随功能障碍。患者会经历心理痛苦，并用各种方式表达它的意义。虽然这可能是对刺激性紧张的一种健康反应，但也有可能导致功能障碍，并且可能成为癌症治疗期间或者幸存后精神病并发症的预兆。

针对问题进行心理痛苦评估

患者的心理痛苦评估必须始终在临床上进行，因为它可能与患者的功能障碍有关，这表明有必要进行更有效的干预手段。通过使用量表（如 DT&PL 的问题列表组件；参见第 142 页的附录一）并结合临床问诊，通常可以找到患者心理痛苦的原因。

☞ 关键问题：
- 您一直以来是如何应对诊断的心理痛苦的？
- 它对您的生活有何影响？
- 与您亲近的人会如何描述您的情况？
- 由于它给生活带来的冲击，是否有些事情您不再有能力去做了？
- 您是否有安全感，当下的情况是在您的控制之中吗？

问题清单

鼓励使用有效的测量工具进行筛选，同时应始终跟进临床评估（方框 1.2）。虽然 NCCN 推荐使用 DT&PL，但是没有一个可以统一的用于筛选心理痛苦的标准测量工具。研究人员主张使用 DT&PL 进行两步筛选，并结合采用另一种短期筛选措施，例如，医院焦虑和抑郁量表（HADS）。

易感性因素

　　NCCN 心理痛苦准则界定了心理痛苦、适应障碍和焦虑评估的时间点。癌症轨迹中的某些时间点可能会加剧焦虑(如在初步诊断时,预期检查,在可能检测到复发的诊断研究期间,疾病进展,预后不良的消息,或在积极治疗结束时,当监视间隔增加时)。癌症确诊时,复发或任何易感期间,比如 6 个月间歇期和幸存期,临床医生应特别注意对于心理痛苦筛查(方框 1.3)。寻找最佳分诊方法是开展癌症患者综合评价的关键问题之一。

方框 1.2　由 NCCN 确认的心理痛苦高风险患者

- 精神疾病/药物滥用史。
- 抑郁症/自杀未遂史。
- 认知障碍。
- 严重的共患疾病。
- 未能控制的癌症相关症状。
- 灵性/宗教问题。
- 社会问题[如家庭/照顾者之间的冲突,社会支持不足,独居,财务问题,获得医疗保健的机会有限,年纪小或无谋生能力的子女,低龄,女性,受虐经历(身体,性行为)等其他刺激因素]。

经 NCCN 许可改编。

方框 1.3　NCCN 指定的易感增加期

- 发现可疑症状。
- 诊断检查期间。
- 诊断时。
- 等待治疗,改变治疗方式,或在治疗结束时。
- 显著的与治疗相关的并发症或治疗失败。
- 治疗后出院。
- 康复过渡期。
- 复发/加剧。
- 晚期以及临终期。

经 NCCN 许可改编。

综合精神病情的检查

必须彻底核查患者的社会心理问题，以确保进行了全面的医疗检查。比如，先前的精神病史可以追溯到早期，并有助于了解当前的病理表现。一旦确诊了患者的心理痛苦，以及与心理痛苦相关的问题，全面的问诊访谈就应该开始了。方框1.4列出了开始问诊的一些关键问题。

如发现与心理痛苦相关问题，随后就应当进行全面的问诊访谈。一般情况下，问诊内容都应该包括对现有社会支持系统的核查（如关键的社会关系，是否缺失某种社会关系），社会历史（家庭、朋友、职业、爱好、习惯/成瘾），成长历史（如教育、生命里的重大人生事件），并在日常或重要活动中出现的现有的身体功能障碍。临床评估应保密，以增强或建立信任。

方框1.4　综合精神病学检查——问诊心理痛苦患者的关键问题

- 让我更好地了解您的心理痛苦。什么让您最担心？
- 是否还有其他让您焦虑的事情？
- 您的疾病中最可怕的方面是什么？
- 您是否存在难以应对的身体症状？
- 您是否曾经有焦虑或慢性忧虑的经历？
- 您最近的睡眠怎么样？当您努力想要入睡时会怎样？
- 您有任何恐慌症状吗？紧张？躁动？颤栗？或者其他令您担忧/困扰的症状？
- 您描述的所有内容是否都影响您的生活质量？它们会干扰您的活动及身体功能吗？

评估应该是令人放心的，全面的，而不是匆忙的。谈话的内容应顺应患者关注的方向。而临床医生应拿捏好词语的适用度，诸如心理痛苦、担忧、困扰、不确定性或刺激源等词语，避免使用类似精神病、心理障碍、精神障碍、适应障碍或精神疾病等词语。方框1.5概述了有关心理痛苦的筛查方法。

方框1.5　心理痛苦筛选概述

- 在 NCCN 指定的时间点和症状出现时进行心理痛苦筛查和心理评估。
- 全面的临床问诊(例如,核查患者经历的社会和个人成长史,以及目前的功能障碍)。
- 评估安全性。
- 治疗干预措施(心理/药理学)。
- 治疗干预随访/评估滴定。
- 在随后的随访中评估治疗效果。

临床管理

非特异性心理痛苦

除症状导向管理之外,如条件允许,心理痛苦的管理应以问题为中心,以改善导致心理痛苦的原因为目的。为了充分评估医疗干预效果以及药物相关引起患者症状的原因,主要医疗团队的指导是非常重要的。此外,应根据安全评估和症状的严重程度排除精神病诊断。DT&PL 附带的问题清单可以帮助医生确定心理痛苦原因以及以问题为中心的临床问诊(有关临床问诊评估的详细信息,请参阅"对心理痛苦问题的评估"部分)。临床医生/治疗师应与有关医生进行转诊,以获得更全面的评估结果。例如,社会工作者可能更善于解决财务问题,而牧师可能最能处理灵性问题。

通常,了解和确认患者的心理痛苦是进行治疗性干预的开始。简单地回顾诊断、治疗方案和不良反应等相关信息就能让患者受益。很多时候,患者经常会接收到来自各种专业和非专业渠道传来的信息,这些信息也很有可能是互相矛盾的。

☞ 解决患者心理痛苦主要考虑如下因素:
- 回顾解读医疗系统中收集的信息。

- 始终考虑患者的理解程度和参考适当的信息来源（例如，患者的 NCCN 治疗摘要）而进行评估。
- 指导患者如何调动以及利用自己的资源。确保照护的连续性也是具有极高治疗价值的，也有助于建立和谐的医患关系。
- 提供指导以确保以下服务（视需要而定）：
  o 咨询（如支持小组，家庭或个人咨询）。
  o 症状导向干预（如放松技术，视觉联想，冥想或创意艺术/音乐疗法）。
  o 精神支持。
  o 运动干预。
- 使用附属信息和后续对于患者的问诊内容来评估升级护理的必要性。
- 在临床干预措施后进行再次评估。

NCCN 不断修订心理痛苦管理标准（见 www. nccn. org/professionals/physician_gls/f_guidelines. asp）。心理痛苦应在疾病的所有阶段和所有环境中及时识别、监测、记录和治疗。NCCN 建议跨学科委员会审查心理痛苦管理的制度标准。为了确保技能组合的数量上的优势以及其组合的多样性，必须对心理痛苦筛查专业人员进行培训。

案例分析

心理痛苦管理

2 年前，弗兰克在常规体检时检测到前列腺特异性抗原（PSA）升高之后，被诊断患有前列腺癌。他选择采用手术方法治疗局限性前列腺癌，并接受根治性前列腺切除术。他很好地接受了手术，没有明显的术后并发症，并且能够毫无困难地排尿并实现勃起。他的泌尿科医生一直在关注他的 PSA 并且注意到在不到 6 个月的时间内又显著地升高了一倍。虽然影像显示没有前列腺癌活动的证据，但建议弗兰克对手术部位进行局部放射治疗。他的心理痛苦指数自我评估为 10，并伴有一系列的情绪问题，包括紧张、悲伤和恐惧，而且担心放射治疗对他的影响，因为他有许多朋友因接受辐射治疗而出现了严重的并发症，甚至死亡。他的临床医生检查了他的心理痛苦数据，并询问了弗兰克所担忧的问题。弗兰克感到非常沮丧，因为他认为癌症又"回来了"，他认为自己并没有成功地克服它，且非常害怕辐射对身体的影响。临床医生决定向弗兰克解释进行这种"辅助"治疗是以防止成像上出现事实上的癌症复发（即弗兰克具有生化前列腺癌复发），并为弗兰克提供了更多基于患者的指导信息。医生决定派一名工作人员随访，并在下次就诊时评估他的心理痛苦程度。最终，弗兰克很好地通过了辐射治疗，没有并发症，且随后的检查显示他的心理痛苦程度在 1~3 之间。

适应障碍

适应障碍是癌症中最常见的共病精神病诊断。它表明患者对身体功能病变的应对不良。

诊断标准

当出现以下情况时，应诊断为适应障碍：

- 超出了刺激源预期的症状（如焦虑、过度担心、悲伤、绝望、食欲不振）。
- 与癌症刺激源相关的社会或职业功能丧失。这些症状必须在出现刺激源反应的 3 个月内引起显著的社会或职业功能损害。
- 不符合其他轴 1 精神障碍诊断标准的症状。

主要症状和体征

情境症状通常表现为失眠、担心、肌肉紧张、烦躁不安、呼吸困难、消化不良、心悸、出汗、紧张或头晕（即有焦虑的特征）或烦躁、情绪波动以及无望或意志消沉的短暂症状（即具有混合性或抑郁特征）。释放情绪而体验到的泪流不止通常暗示着适应障碍；因严重抑郁而大哭则是更加的精神疲惫而非情绪释放。患者对于与癌症相关的症状的短期关注（即肿瘤标志物"标志性炎症"）也有可能是适应障碍的表现。

临床观点

如果紊乱持续不到 6 个月，适应障碍可能是急性的；如果在持续的刺激源作用下紊乱持续 6 个月或更长时间，则可能是慢性的。适应障碍的体征和症状是多种多样的，并且可以被患者或临床医生误认为是癌症诊断、癌症复发或患癌的正常反应。虽然患者的职业或社交功能也会在某种程度上受到损害，但患者并不一定会承认这点。虽然来自朋友或家人的信息通常对于患者调整适应病症很有帮助，但患者还是应该认识到癌症或治疗起到刺激源作用。

鉴别诊断

没有一个理想的心理测量问卷可以用来诊断癌症患者的适应障碍。为了评估和监测患有晚期疾病或其他疾病的患者心理痛苦，可以使用一些测量工具，比如 HADS，它是一个简短的包含 142 页内容的自我报告量表。综合评分超过 10 分则考虑适应障碍的可能性；20 分，甚至更高分数则表明患者患有严重的抑郁症。

治疗

心理治疗 所有的适应障碍都应该考虑采用心理治疗；对于患有适应障碍的患者来说，应该专注于恢复患者的身体功能，尽可能地解决刺激源的应对问题（图 1.1）。针对癌症，清楚解释以使患者切实了解诊断的严重程度和病情的发展情况是非常重要的。其次，治疗可以专注于帮助患者适应、接受、调整对于病情信息的解读，寻找此种经历中的意义。适当的治疗方法应旨在改善症状，以及提供应对心理痛苦的资源。要做到这一点，最好的方法应该是通过支持性咨询和/或精神药理学来解决现存问题，并改善症状。管理层应该以患者为导向，以专业指导为依据，并根据他（或她）的治疗偏好来制定临床管理方案。此外，对患者进行安全评估，以及排除其他 Axis I 类的精神疾病也是必要的（方框1.6）。

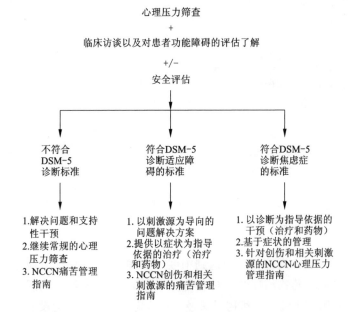

心理压力筛查
+
临床访谈以及对患者功能障碍的评估了解
+/-
安全评估

不符合 DSM-5 诊断标准	符合DSM-5 诊断适应障碍的标准	符合DSM-5 诊断焦虑症的标准
1.解决问题和支持性干预 2.继续常规的心理压力筛查 3.NCCN痛苦管理指南	1.以刺激源为导向的问题解决方案 2.提供以症状为指导依据的治疗（治疗和药物） 3.NCCN创伤和相关刺激源的痛苦管理指南	1.以诊断为指导依据的干预（治疗和药物） 2.基于症状的管理 3.针对创伤和相关刺激源的NCCN心理压力管理指南

图1.1　癌症治疗中对于心理痛苦和焦虑的整体管理算法
经 NCCN 指南许可改编

症状控制和有效沟通的患者教育，是重要的治疗工具，有助于恢复患者自身对抗心理痛苦的能力。除了与患者一起讨论使其担忧的问题之外，还可以让患者参加互助性小组讨论或者是支持性心理团体心理治疗，此种形式可以关注者与其他病友当前所面对的生活问题，例如，认知行为疗法（CBT）的运用可以有效地评估患者是否存在过度消极或者对于现有问题非理性的理解，并为失眠和疲劳等问题制定以改善症状为主的行为干预方案。心理干预是有效的，而在某些情境下也可传授给非心理专业人员实施干预。不断有证据表明，在某些特定病例中，相比于家人朋友，癌症患者更倾向于来自肿瘤临床工作人员的支持并与他们进行直接沟通。

> **方框 1.6　IPOS《癌症治疗中的心理治疗手册》中推荐的治疗方法**
>
> - 认知行为疗法（CBT）。
> - 支持性团体疗法。
> - 以意义为中心的治疗。
> - 心理教育干预。
> - 以家庭为中心的伤悲疗法。
> - 引导性写作。
> - 叙事治疗。
> - 正念治疗。
> - 重建意义和认知分析疗法。
> - 激励式问诊法。

　　有关更多信息，请访问 www. nccn. org/professionals/physician_gls/f_guidelines. asp.

　　精神类药物　当遇到中度/严重的适应障碍患者应考虑此类药物治疗。针对症状，可以用安眠类药物促进患者睡眠，或抗焦虑药物以减轻患者忧虑。如果对药物没有反应，应该用滴定法来确定用药剂量（有关药物的完整讨论，请参阅第五章，这里我们只讨论关键原则）。如果没有相继反应，应考虑到是否存在与人格障碍相关的另一种可能的障碍；如治疗有反应，应对患者进行跟踪监测，并且应该与患者的家属和临床肿瘤医生治疗团队进行沟通。对于任何情绪障碍的治疗，都应始终考虑其内在的医学病因，并且致力于改善令患者最为痛苦的具体症状（例如，快感缺乏、疲劳、失眠、厌食、自杀念头）（方框 1.7）。

　　主要症状（如焦虑或失眠的适应障碍）的改善可以通过精神药理学治疗解决。一般来说，抗焦虑药物可在一天到几天内缓解焦虑，而抗抑郁药通常需要 2～6 周的时间来减轻恐慌感或焦虑感。

方框1.7　情绪障碍的医学原因

- 患有晚期癌症状态的疾病综合征。
- 颅内恶性肿瘤的影响。
- 电解质紊乱(如钙含量升高)。
- 谵妄状态(如感染带来的，治疗相关的，术后发生的)。
- 药物(如皮质类固醇，干扰素α，神经安定药静脉注射)。

　　精神药物处方应根据患者本身，以及其治疗耐受性来调配。应对适应障碍的精神科药物包括抗焦虑药(如苯二氮䓬类)、催眠药(如唑吡坦)、抗抑郁药[选择性5-羟色胺再摄取抑制药(SSRIs)、血清素-去甲肾上腺素再摄取抑制药(SNRIs)、"非典型抗抑郁药"、三环类抗抑郁药]，以及极少数情况下使用的单胺氧化酶抑制药和抗精神病类药物(如奥氮平)。适应障碍的精神药理学治疗还特别包括用于短期内使用的抗焦虑药、催眠药和(或)抗抑郁类药物。

　　抗焦虑药物及其剂量滴定的选择与调配应基于患者的焦虑水平，其身体功能衰弱程度，有无药物和(或)物质使用/滥用史，以及患者先前用过的抗焦虑药物等因素。苯二氮䓬类药物是最常用的抗焦虑药。起始剂量应始终是最低有效剂量，并应根据患者的症状和耐受性(如镇静、记忆障碍)进行滴定调配。对于有药物滥用史或患有痴呆/认知障碍的患者来说，药物的调配以及选择应更加谨慎。对于肝肾功能不全的患者来说，应慎重考虑药物代谢对其的作用。一般来说，短效苯二氮䓬类药物最适合用于肝功能受损害的患者，而劳拉西泮对于肾衰竭的患者来说则是最安全的选择。另外，因为阿普唑仑的半衰期相对较短，并且当其效果消失时可能会加速用药者的焦虑，所以阿普唑仑也应归为谨慎处方的行列。患者应当得到药物有潜在致瘾的可能性的警告，医生应尽可能早日停用此类药物。

　　通常情况下，抗抑郁药物对于治疗恐慌症很有效，但对于抗抑郁药物的选择应考虑以下因素：其可能的不良反应（如体重增加、厌食、焦虑、镇静等）、严重不良事件的可能性、药物相互作用的可能性与抗癌类药物或其他治疗相互干扰的可能性以及在自杀未遂的情况下用药的致死率。例如，某些患者群体（如乳腺癌）要特别关注其体重的增加，因为体重增加可能对预后产生不利影响，而在其他情况下（如晚期癌症恶病质）则有益。处方师还应关注处方药物与癌症常用的其他药物的相互作用。例如，出现血清素综合征的可能性（如与氢可酮、曲马多、甲氧氯普胺、芬太尼、昂丹司琼、曲坦类药物的相互作用），出现抗凝血的出血素质（如 SSRI 抗血小板作用），以及抗癌物质被代谢的情况（如他莫昔芬代谢物、内啡肽、2D6 代谢物水平的降低）。

抗抑郁药的不良反应和有效性应进行 2 ~ 6 周的药用评估。滴定法的实施应当以药物的耐受性和对患者可能产生的治疗益处作为指导基础。在实际操作滴定法的时候，每次滴定的药物有数周的间隔，以达到患者认为最有益的效果，至少可以做到药物滴定至推荐剂量（如 20 mg/d 依他普仑）。此外，当患者表达出对于用药的不良反应的特别关注时，处方师应该以最低剂量开始，甚至是推荐起始剂量的一半。对于患者来说，特别是门诊患者，在增加抗抑郁药物剂量之前，使用亚治疗的剂量来增加患者对于接受此类药物的信心是很有益的。因为，如果他们在第一次开始服用抗抑郁药时就出现不良反应，那么患者今后可能对服用此类药物产生抗拒心理。

适应障碍的药物选择和心理治疗类型应根据患者的特征以及他（或她）的生活情况来定。以上一般为适应障碍治疗的短期治疗方法。

案例分析

适应障碍管理

6 周前，M 女士被诊断出患有广泛期小细胞肺癌。确诊后，她就不断地想着诊断结果，经常卧床不起。虽然她找了 3 位肿瘤科医生，向他们寻求医疗选择/意见，但并没有马上接受治疗。她担心没有足够的时间陪伴孩子和完成她认为的生命中应该完成的其他事项。这位女士离异又失业在家。她很害怕她的癌症诊断结果。在过去一周里，她晚上无法入睡，白天疲惫不堪。哭泣一段时间后，她感觉好一点，她的好友答应一直陪在身边也让她的不良情绪得到舒缓。医院的综合评估显示：她对诊断结果的过度反应（即不愿意接受治疗）影响了她的身体功能，却又不符合其他精神疾病的确诊标准，她的表现可以更确切地被界定为混合型适应障碍。人们鼓励她利用支持资源，获取治疗方案的更多信息，以催眠药物辅助睡眠，并服用艾司西酞普兰。她在一位朋友的陪同下开始化疗。在诊断后的 6 个月，她的自主应对能力得以恢复，她也很好地维护了与亲朋好友的关系。

焦虑症

强烈的恐惧，无法接收信息，以及无法配合治疗，这些都是焦虑症的典型特征。抛开其与抑郁症的联系，单单焦虑就会导致生活质量低下。虽然 34% 的患者都可能有临床焦虑症状，但癌症患者的大多数焦虑症状都是因先前诊断的障碍而激活的。焦虑症在大多数情况下都有可能会减损以患者为中心的照护质量，因为表现出焦虑症状的患者通常会抗拒参与，或者故意扰乱医疗决策，抑或出现多种医学症状的恶化，导致过度检查、检验，乃至治疗中断。社会心理评估通常会受益于多学科领域的参与和支持，评估人员应与主要的肿瘤医生团队和顾问进行有效地沟通。姑息治疗专家可能提供管理潜在的疼痛或其他身体、精神问题的专业知识。其他专家也可以在他们的专业领域提供富有准确意义的管理意见。此外，一线医护人员能够为患者提供癌症确诊前的社会心理调整情况的评估。

症状和体征

通常情况下，焦虑症状涉及认知、情感、身体和行为等方面。在认知方面，患者可能会将注意力集中在威胁（如癌症/其他方面）、过度担心、总感到大难临头和低估个人应对疾病的能力。在感情上，他们可能会感到紧张、恐慌，或者只是单纯地害怕。身体上，他们可能会出现呼吸困难、胸闷、心悸和胃肠道不适（腹泻/恶心）、发汗或肌肉紧张感。行为上，患者可能表现为避免他们害怕的直接威胁，或寻求安慰，抑或呈现因焦虑所致的麻木。

每一种类型的焦虑症都有可能表现出躯体无法自控的过度反应（如呼吸短促、出汗、头晕、心悸）、运动神经类相关的紧张（如烦躁不安、肌肉紧张和疲劳）和（或）警惕（如烦躁、过分的惊吓反应、感觉紧张害怕），详见表1-1。

焦虑症状群	描述
心理上的	忧虑、恐惧和悲伤； 患者可能能够识别这些症状的焦点源以及来源； 通常是非特异性和"自由波动的"； 哭泣，沉思； 典型的抱怨（尤其在晚上）：无法"关闭"自己的思绪
身体上的	心动过速和呼吸急促； 震颤、发汗、恶心、口干、失眠和厌食
可能是间歇性的：数小时或数天内增加频率	对某一刺激源的反应（如预期未决的诊断测试或程序），当刺激源消失时的对于应对刺激源的解决方案

表1-1　焦虑的体征表现和症状

临床焦虑与抑郁管理

18

焦虑症状群	描述
将会持续贯穿一整天	典型的原发性焦虑症； 合并抑郁症； 对慢性刺激源的反应（例如：害怕癌症复发，家庭/经济问题）； 定期服用处方药物的不良反应
惊恐发作伴有阵发性急性焦虑症	严重的心悸、出汗和恶心。感到厄运即将降临的极度恐惧，描述其为"即将到来的厄运"； 通常持续至少几分钟。但频率会随着一天中的多个可能事件而变化

诊断标准

在癌症情形下表现出来并可能会影响照护质量的焦虑症类型有：恐惧症、恐慌症、广泛性焦虑症、创伤后应激障碍，以及由其他一般医学病症引起的焦虑症。表 1-2 给出了特定焦虑症的重点。

临床观点

• **恐惧症**　癌症处境可能会加剧某些恐惧症，或以前未知的恐慌反应，它们甚至可能升级为纯粹的恐慌症状，例如，将患者置于封闭空间（如 MRI 检查室），或持续时间较长的诊疗等（例如：在骨髓移植期间）。除了幽闭恐惧症之外，患者在常规抽血期间，特定抗癌治疗（如手术）之后，并发症（如入住 ICU）之后，或在常规医生查房期间（如"白大褂综合征"）都有可能触发患者恐惧症。

• **长期忧虑者**　广泛性焦虑症患者通常是终身受害的慢性焦虑病患，如果被问到这一点，他们也会很坦然承认。

• **条件反应**　过去，患者对恶心、呕吐的控制力较差时，焦虑作为对化疗的条件性反应出现，而化疗具有高度致吐性。患者一闻到防腐剂的气味，或看到化疗工作人员就会感到焦虑。对这些情形的规避很可能会发展成与癌症相关的创伤后应激障碍。其他医学相关病症也可能使癌症恶化（如充血性心力衰竭、癫痫发作、复杂的局部疼痛综合征）或出现新的症状（如肺栓塞、心肌梗死、癫痫发作），并进一步引发焦虑症状。

鉴别诊断

在鉴别诊断中必须始终考虑医疗环境，基本的实验室检查有助于解释患者的器官功能障碍（肾脏、肝脏、骨髓），感染风险，以及脑部病症。实用检查如下：

• 电解质和尿素测试。由癌症引起的电解质紊乱（如抗利尿激素分泌不当综合征、甲状旁腺激素相关蛋白、副肿瘤综合征、激素分泌肿瘤综合征）或其治疗方法（如过量静脉输液、化疗、诱导性呕吐，例如应用顺铂）可能导致或加剧谵妄状态和癫痫发作。

• 全血检查（寻找贫血和中性粒细胞增多症以测试是否出现感染）。

• 肝功能检查，以测试恶性肿瘤和乙醇使用的影响。

• 必要时进行甲状腺测试和（或）皮质醇或肾上腺抑制测试以测试是否出现激素紊乱。

• MRI 或 CT 成像适用于测试脑或脊髓肿块。

• 心电图（ECG），用于查找当前存在的或潜在的心脏病变。焦虑症状可能是由肺栓塞引起，可进行心电图和胸部 CT 等检查。

• 筛选可导致和加剧焦虑症状的几类药物，并在焦虑的鉴别诊断中加以考虑。拟交感神经药（如沙丁胺醇吸入药），常规用于化疗的皮质类固醇，免疫抑制药（如环孢菌素），抗胆碱能药物（如苯海拉明、苯扎嗪）和药物戒断（如苯二氮䓬类药物、乙醇、麻醉药物）应考虑进入焦虑的鉴别诊断中。

• 筛查静坐不能。以往的止吐药（如丙氯拉嗪、甲氧氯普胺、异丙嗪）和抗精神病药物（如奥氮平、利培酮、氟哌啶醇)都可引起静坐不能,这是严重焦虑的内在感觉,坐立不安与运动躁动相关。

为对抗病理性焦虑,对心理痛苦或焦虑的评估应考虑造成病理性焦虑的倾向性的或促成性的因素(即预测概率)。

如果有焦虑或创伤史,回避性应对方式,社会隔离,或某些生活角色(如看护者),焦虑风险则会增加;在某些癌症相关的情况下焦虑症状也会增加(如在治疗/手术过程中,患病过程不确定时,心脏/肺/中枢神经系统合并症);或伴有共病症状时(如抑郁、失眠、疲劳、疼痛),抑或在诊断解离症状是否存在时,焦虑症的风险都会增加。病前焦虑是诊断后第一年其病焦虑复发的最大预测因子。

每一份关于焦虑的筛选问卷都不相同,从单一问题"您本周有多么焦虑?"到简要的问卷调查,其中 HADS 和一般焦虑症 7 项量表(GAD−7)累积了最多的心理测量数据。然而其他量表可能会筛查特定疾病,如恐慌或创伤后应激障碍。

表 1 - 2 焦虑症和癌症相关特异性考虑因素

症状	DSM - 5 诊断因素	癌症特异性考虑因素
特定的恐惧症	对特定物体或情况（如针头、封闭空间）表现出难以控制的恐惧或焦虑；焦虑与几种症状有关（如烦躁不安、疲劳、注意力不集中、易怒、肌肉紧张和睡眠问题）	引起担忧的情况可能包括症状持续反复、疾病过程、扫描、治疗结果和沟通和治疗决策；注意力不集中扰临床沟通和治疗决策
广泛性焦虑症	至少 6 个月过度担心一些难以控制的事件或活动；焦虑与几种症状有关（如烦躁不安、疲劳、注意力不集中、易怒，以及肌肉紧张和睡眠问题）	引起担忧的情况可能包括症状持续反复、疾病过程、扫描、治疗结果和沟通和治疗决策；功能丧失的持续言语；注意力不集中扰临床沟通和治疗决策
恐慌症	反复发作的突发性意外惊恐；恐慌发作后至少 1 个月（a）持续担心进一步惊恐发作和/或（b）因恐慌导致的行为适应不良（例如：回避运动）	恐慌症状（如呼吸短促）可能被误解为相关癌症及其治疗的后续反应；努力防止呼吸困难和自主唤醒可能导致患者回避与身体功能有关的活动，以及机体功能失调
场所恐惧症	持续担心以下两种或多种情况：公共交通、开放空间、封闭空间，身处人群中和独自一人时；害怕或回避一些情景，因为他们觉得难以逃避或无法求得帮助	担心离家或旅行会妨碍参加医疗活动；帮助患者出行的社会支持也许会有额外压力

续表 1 - 2

症状	DSM - 5 诊断因素	癌症特异性考虑因素
社交焦虑症	对社交场所的持续恐惧以及来自他人的潜在的负面评价；社交场合几乎总是引发焦虑，而患者总是怀着极强度的恐惧避之不及或选择痛苦地忍受	害怕尴尬或羞辱可能会抑制患者主张自我权益、与癌症医护人员有效沟通；癌症相关的毁容、或因治疗而导致的外貌变化可能会加重社交焦虑感
毒品/药物引起的焦虑症	焦虑或恐慌症状由毒品中毒、戒断，或药物不良反应引起；症状既不是由其他焦虑症未解释，也不是由谵妄所引起	戒除尼古丁、酒精、镇静药和阿片类药物可能会导致焦虑；癌症治疗中常用的药物，也可能诱发或引起类似焦虑的症状出现，这些药物包括皮质类固醇、止吐药、干扰素、兴奋剂、抗精神病药和抗胆碱能药
其他医疗状况引起的焦虑症	焦虑或恐慌症状直接由其他疾病的病理结果导致；症状既不是由其他精神疾病引起的，也不是由于谵妄引起的	与引起焦虑症状或令其恶化相关的常见医疗情况有关，包括不受控制的疼痛、高钙血症、中枢神经系统肿瘤、癫痫发作、类癌综合征、心力衰竭、慢性肺病、胸腔积液或栓塞，以及败血症

备注：DSM - 5，《精神障碍诊断和统计手册》（第 5 版；华盛顿特区：美国精神病学协会；2013 年）；CNS，中枢神经系统。改编自 JC Holland et al., Psycho-Oncology. 3rd ed. Oxford: Oxford University Press; 2015.

治疗

癌症患者焦虑症的治疗包括药理学、社会心理学，以及心理教育干预。焦虑症的临床管理应针对患者的具体焦虑病症，与运用于一般人群的对症治疗类似。

心理治疗　社会心理干预包括教育和心理治疗（CBT疗法和支持性表达）、痛苦管理和支持性咨询。CBT疗法以目标为导向，专注于重组思维模式和行为，而支持性表达疗法提供了一种非指导性方法，允许患者自主处理与癌症相关的体验。心理疗法也有助于改善焦虑症状。所以应鼓励患者利用其他可用资源（如牧师、当地癌症组织）。

精神类药物　癌症的药物干预应以焦虑诊断、药物不良反应、症状严重程度和患者偏好为指导。有关精神药物的详细信息，请参阅第五章。在恐慌症中，抗抑郁药物应以推荐的低剂量或甚至更低剂量开始使用，以确保患者的耐受性。应注意调整精神药物的滴定用量以达到所需的有益效果。患者应维持/持续使用抗抑郁药物至少2周，甚至4周，除非他们不能耐受药物带来的不良反应。对于广泛性焦虑症，抗焦虑药物的治疗试验不会持续很长时间，因为它们的疗效在几剂内就可以被观察到。某些抗精神病药物（如奥氮平）现在更常用于肿瘤学研究治疗中，以减轻焦虑或化疗引起的恶心或呃逆。在肿瘤治疗中，评估是否使用精神药物不仅包括观察患者的情绪障碍，还包括了解患者是否有与癌症相关的疲劳感、厌食和体重减轻、潮热、谵妄、睡眠障碍、恶心和化疗引起的神经病变。不过，还没有关于药物学在癌症环境中对社会心理干预的相对或附加影响的数据。

苯二氮䓬类药物的使用可能会对焦虑的癌症患者有益处。然而，所有苯二氮䓬类药物都具有镇静、头晕、不协调、耐受、滥用和依赖等潜在不良反应。特别是最短效的苯二氮䓬类药物（阿普唑仑），它可引起反弹性焦虑，并且具有较高的滥用和依赖风险。其用途应限于特定适应证（如一次性处方用，以中止恐慌症中的惊恐发作）。所有苯二氮䓬类药物均可造成患者心动过缓和呼吸抑制（特别是地西泮和劳拉西泮），产生药物与药物之间的相互作用（如阿普唑仑和三唑仑），导致记忆和定向障碍，反跳焦虑以及潜在的戒断症状。综上所述，应为患者制定明确的适应证和监测计划，而这些药物也应限于治疗中度至重度的症状。

虽然短期失眠可以使用催眠药物，但一定要详细了解患者的睡眠卫生、抑郁、焦虑和药物滥用史，并且已经尝试过睡眠卫生教育、放松训练和其他非药物学方法。作用于GABA能系统的催眠药是优选的，例如，唑吡坦或扎来普隆。

特殊疾病 大多数与癌症相关的焦虑疗法都采用了通用的方法，但特定的焦虑症应该通过更直接的方法来进行病理管理。例如，可以使用系统性脱敏（即CBT类）和/或FDA批准的药物，如氟西汀、帕罗西汀、舍曲林和/或文拉法辛，来治疗共病性恐慌症。对于广泛性焦虑症的治疗，可使用各种心理治疗和/或常用的抗抑郁药（如氟西汀、帕罗西汀、依他普仑、舍曲林、文拉法辛、丙咪嗪和度洛西汀）。PTSD应使用FDA批准的药物，舍曲林和/或帕罗西汀进行治疗。

肿瘤学团队应在必要时利用适当的转介进行专门的支持性照护（如牧师关顾、姑息治疗、社会工作）。精神肿瘤学家必须具备并理解在肿瘤学中精神药物的使用知识，因为高达50%的患者在患病期间将会服用精神病药物（如抗焦虑药、催眠药、抗抑郁药）。咨询团队可以制订一个完整的社会心理计划，以全面解决患者的各种问题。大部分严重的焦虑症的病例也应由精神科专业人员进行处理。

案例分析

焦虑症管理

S太太一直把自己形容为一个很焦虑的人。3年前，她被诊断出患有新发转移性乳腺癌，在选择性雌激素受体调节药治疗方面做得非常好。在调整了几次用药后，她还是能够忍受潮热和一些关节僵直问题。最近，她向相关人员讲述了多种关系难题，导致其工作降职，丈夫和家庭的关爱与支持也减少。听到这个消息后，肿瘤科医生对这种情况进行了更深入地探讨，发现她 3 个月前在上班途中惊恐发作，她就不去上班，之后几次也是如此。虽然她确实想与她的肿瘤治疗团队讨论这个问题，但她感到很尴尬，并且不希望让肿瘤科团队因此而在治疗她的癌症时分心。在她与肿瘤学家讨论之后，确认了焦虑对她的生活以及身体产生的巨大影响，随后，她同意与心理健康专业人士会面，讨论她恐慌发作的具体情况。待了解了诊断信息，经过心理治疗以及服用文拉法辛（也用于治疗潮热）之后，知悉她现在能够正常地上班，并且改善了她与家人的关系。

专业问题与服务开展

通过在医疗框架中记录这个人是谁，哪些因素会逐渐地导致他（或她）的焦虑倾向，以及哪些策略可以帮助个人应对疾病进行最佳治疗，心理学家可以帮助肿瘤治疗团队更好地了解焦虑患者。而教育患者关于其疾病及其治疗可能出现的结果，帮助其管理不良反应，限制身体过度警觉，并使患者时刻保持希望和乐观的态度，从而优化生活质量，可能需要医护人员额外的努力。多学科团队需要使用一致的方法来提供帮助，避免信息的混淆，并确保其成员之间的有效沟通。

治疗焦虑症患者常见的伦理困境：

● 治疗决策，过度担心治疗不良反应会导致患者考虑是否继续治疗。

● 患者是否真正了解他们担心的不良反应风险。

● 患者、家庭成员、治疗医生或团队之间的观点不一致（例如，关于同意治疗或退出正在进行的抗癌治疗）。

治疗专业人员的困难情况应该提交给所在医院的伦理委员会。当从多个学科获得观点时,道德问题往往会自行解决。

实施治疗的医疗服务提供者有按照"治疗标准"提供治疗的法律责任。虽然该标准可能是默认的,也可能不是明确列出来的,但医疗专业人员无论是提供必要的照护,还是提供必要的照护帮助,都必须严格遵守。

结语

癌症在提供优质照护方面,对心理痛苦、焦虑症的认识和管理正在发挥着前所未有的作用。将心理痛苦的筛选,焦虑症和适应障碍的心理治疗纳入癌症统一体的新方法应该是当前趋向。肿瘤学的实践应该遵循 NCCN 指南建议,肿瘤心理学团队也应该为无数癌症合并症患者提供专业的咨询服务。最重要的测试仍然是记录整理出完整的病史,并有来自患者的主要照顾者、家人、朋友、邻居和(或)紧急医疗人员,或警察带来的支持附属信息,而这些信息将会成为患者治疗史中不可或缺的一条研究主线。可用的治疗方案所获得的功效取决于医学团队能否改善与患者的沟通,落实心理教育,减少患者的耻辱感,重复评估患者身心状态,以及与癌症其他治疗专业人员合作的能力。

章节测试

1. 心理痛苦在 1997 年被正式归类为精神病。

A. 正确

B. 错误

2. 适应障碍的类型包括以下哪些?

A. 伴有忧郁症和述情障碍

B. 焦虑不安

C. 情绪低落

D. 讽刺挖苦

E. 混合性的焦虑和情绪低落

3. 某些癌症类型与患者的心理痛苦和焦虑有很强的关联。

A. 正确

B. 错误

4. 适应障碍必须在刺激源反应的 6 个月内确诊。

A. 正确

B. 错误

5. 以下哪种焦虑症在癌症环境中最常见？

A. 广泛性焦虑症

B. 恐慌症

C. 创伤后应激障碍

D. 强迫症

E. 焦虑型适应障碍

F. 由医疗条件引起的焦虑

第二章

癌症照护中的抑郁症

Daisuke Fujisawa and Yosuke Uchitomi

学习目标

阅读本章后，临床医生将能够：

1. 理解临床实践中抑郁症的症状和体征。

2. 进行全面评估，包括进行鉴别诊断和评估患者的社会心理需求。

3. 理解治疗的基本原则，包括使用精神药物和心理治疗。

4. 在适当时机将患者转介给相关专家。

背景证据

最近的一项 Meta 分析[1]显示，根据严格标准，癌症患者中严重抑郁症的患病率为 16.3%（13.4%～19.5%）。另有 19.2%（9.1%～31.9%）的癌症患者患有轻度抑郁症（一种较轻微的抑郁症，可能会损害患者的躯体功能和生活质量）。这些比率至少是一般人群的 3 倍[2]。如果把抑郁症筛查中得分高于某个临界值的患者定义为抑郁症"病例"时，这些数值就还会进一步升高。

抑郁症不仅会给患者带来痛苦，而且还会从多方面损害患者健康。即使轻微的抑郁也会导致生活质量显著下降，这与严重的躯体症状和身体机能水平降低导致的下降相当[3]。在多项研究中，抑郁症与癌症患者的生存期缩短有关，原因包括因癌症和其他原因导致的死亡[4,5]。抑郁症患者生存期短的部分原因是对癌症治疗的依从性较差[6]，较差的自理能力（例如，体育锻炼水平下降、饮酒量增加、饮食不当等），以及缩短生存的医疗决策倾向（例如，临终阶段接受化疗，这可能对生存造成的伤害大于获益）。有证据表明抑郁会降低免疫功能，尽管它与癌症预后的关系仍不明确[7]。在临床管理中，抑郁症癌症患者往往住院时间更长。抑郁症通常会增加躯体感觉的敏感性，从而可能增加疼痛。抑郁症是导致加速死亡意愿（如自杀、医生协助的自杀、安乐死和拒绝治疗）的重要因素。

抑郁症经常被忽视和治疗不足。患抑郁症的癌症患者也不例外。严重抑郁症更容易被忽视，因为严重抑郁症患者较轻度抑郁症患者更少地表达他们的情绪。因此，常规筛查在肿瘤学实践中至关重要[8]。

提出问题

主要症状和体征

抑郁症是一种以情绪低落和快感缺失为特征的综合征。这是一系列症状，较轻的是正常的悲伤或哀伤，相对的（更严重的）是重度抑郁。轻微或亚临床抑郁位于中间。

严重抑郁症是一种诊断分类，其特征为在一天中的大部分时间中存在 5 种或更多（共 9 种）抑郁症状，持续至少 2 周。这 5 种症状中的至少 1 种必须是抑郁情绪或快感缺乏（兴趣降低或愉悦感减弱）。其他症状包括体能下降、食欲显著变化（食欲下降或增加，可与体重变化结合）、睡眠障碍（失眠或睡眠过度）、精神运动性激动或迟钝（例如，患者客观上看起来易怒或行动迟缓）、无价值感或内疚感、注意力难集中和自杀意念（表 2 - 1）。

表2-1 重度抑郁症的诊断

1. 情绪低落。
2. 快感缺乏(几乎对所有活动都缺乏兴趣或乐趣)。
3. 睡眠障碍(失眠或睡眠过度)。
4. 食欲减退,体重减轻;食欲增加,体重增加。
5. 疲劳或体能缺失。
6. 精神运动迟缓(患者的行动或反应看起来迟缓)或激动(患者看起来易怒和仓促)。
7. 无法集中精力或做出决策。
8. 低自尊或内疚感。
9. 反复出现死亡或自杀意念。

诊断抑郁症需要具备这些症状中的5项,且必须包括抑郁情绪和(或)快感缺乏。备注:症状必须在一天中的大部分时间出现,几乎每天出现,至少持续2周。这些症状不能被其他身体或精神问题解释。

(摘自 American Psychiatric Association. Diagnostic and Statistical Manual of Mental Disorders, 5th ed. Washington, DC: American Psychiatric Association, 2013)

　　具有表2-1中这些症状中的2~4个症状持续至少2周时,可诊断为轻微(或亚临床)抑郁症。具有3~4种抑郁症状持续存在至少2年的状态被称为心境恶劣(持续的情绪低落)。

　　诊断性术语"适应障碍"通常用于较轻微的抑郁症。它指的是一种中度至明显的痛苦状态,这种状态比暴露于压力因素的预期要大,并且可能伴有抑郁症状。然而,在癌症背景下对于定义正常心理痛苦的困难,使得其诊断的有效性被质疑。重度或轻度抑郁症与适应障碍之间的区别往往是模糊的。经验法则是,尽管生活压力因素可以为悲伤提供"充分理由",但如果患者符合重度/轻度抑郁症的标准,则不应排除抑郁症诊断的可能。通常有更严重和更普遍症状的患者所患的是抑郁症而不是对压力事件的非病理反应。这些症状包括丧失对积极事件的情绪反应(例如,对亲属来医院探访不感到快乐的患者),非理性的自责(例如,患者认为患有癌症是患者自身的错)和计划性的自杀想法。

尽管轻度抑郁症被描述为较轻微的抑郁症，但它与造成对生活质量的显著损害有关，并且可能是关键因素，尤其是对老年人或社会经济地位较差的弱势群体。精神疾病家族史和慢性疾病是促使轻微抑郁症转变为重度抑郁症的危险因素。

与抑郁症发展相关的关键问题

任何类型的癌症患者和任何疾病阶段都可能出现抑郁症。抑郁症的主要风险因素包括以下几点：

- 晚期疾病。
- 既往抑郁症史。
- 其他精神疾病。
- 症状负担重。
- 更频繁的未满足需求。

抑郁的主要后果包括以下几点：

- 生活质量降低和健康状况受损。
- 对药物和抗癌治疗的依从性差。
- 总体生存率降低。
- 与其他疾病相关的健康状况差。
- 社会支持减少的风险。

诊断和评估

仔细评估既往精神病史和患者当前的身体状况和社会心理问题至关重要。

诊断

临床问诊

抑郁症的诊断是通过临床问诊进行的。临床医生可以参考《精神疾病诊断和统计手册》的定式临床问诊指南。在实际临床实践中，临床医生只询问患者是否有抑郁症的各种症状。

- 情绪低落。

"过去几周您的情绪如何？"

"过去几周您有没有感到悲伤，或沮丧？"

- 快感缺乏。

"这些天您最喜欢做什么？"

"您对过去喜欢做的事情失去了兴趣或乐趣吗？"

美国预防服务工作组推荐对重度抑郁症进行直接的2项筛查，这种筛查已被证明与较长的筛查一样有效。若这两个问题中有一个回答是肯定的，则临床医生需进行重度抑郁症的全面诊断评估：

- "过去2周，您有没有感到沮丧、抑郁或绝望？"
- "过去2周，您觉得做事没什么兴趣或乐趣吗？"

自我管理量表

尽管自我管理量表不能替代临床问诊，但它可以成为临床医生良好的辅助诊断工具。在肿瘤学中广泛使用的抑郁症筛查量表包括但不限于以下内容：

医院焦虑和抑郁量表（HADS）

HADS是肿瘤学中使用最广泛的一种量表。其优点包括其简洁性和在癌症的不同阶段均可充分使用。因为它不包括躯体症状，所以它消除了躯体状况的影响。定义抑郁症的最常用阈值是大于等于8分，但已有报道指出阈值有差异性（范围：4~11），并认为这是该量表的不足之处。

患者健康问卷（PHQ-9）

与HADS相比，PHQ-9在肿瘤学中研究较少，但PHQ-9最初用于基础治疗，包括慢性疾病的患者。对于重度抑郁症，大于或等于10分的诊断敏感性为88%，特异性为88%。有些项目可能存在问题，因为它们可能会受到癌症症状和癌症治疗的影响。PHQ-9可有效显示疾病治疗后抑郁症状的变化。

Beck 抑郁量表（BDI）

经典的 BDI 及其演变版本［BDI – Ⅱ 和 BDI – 简版（BDI – SF）］通常被认为是抑郁症的"黄金标准"量表。该量表的优点包括其项目广泛而非狭隘的有效性，在癌症各类型和各阶段的普遍性，及其很高的可靠性和有效性。其局限性包括其长度（21 项），这可能会降低可接受性，并包含躯体症状；BDI – SF 去掉了身体症状，在肿瘤学实践中具有明显优点。

监测进度

治疗抑郁症最显著的基础治疗错误之一是未能监测治疗进展，并且一旦开始使用药物就不再滴定上调抗抑郁药物的剂量。定期管理自我报告问卷可以帮助临床医生评估抑郁症患者的治疗反应。该问卷也可用于监测。

导致误诊或治疗不当的因素

癌症及其治疗对躯体造成的破坏性后果与抑郁症相似。例如，食欲不振、体重减轻和疲劳可能是癌症（包括癌症治疗）或抑郁症引起的症状。可通过评估抑郁情绪或快感缺乏的存在来鉴别这些症状。

示例性诊断问题包括以下内容：

- "您总是感到沮丧吗？或者当您的身体症状相对改善时，您感觉好些吗？"［如果患者对后一个问题回答"是"，他（或她）可能没有抑郁情绪症状。］

- "如果您的身体症状得到缓解，您是否有动力做些事？"

［如果患者回答"是"，那么他（或她）可能不是快感缺失。］

- 经验法则是，将患者诊断为抑郁症，除非有明确证据表明他（或她）的抑郁症状来自躯体原因，以避免错过帮助患者从抑郁症中恢复的机会（包容性方法）。

案例分析

一名被诊断为多发性骨髓瘤的 60 岁男性被转诊至肿瘤心理学医生。转诊的原因是他不愿接受康复治疗且有明显的焦虑，这也是该患者不能出院的原因。密切探访发现该患者有不能被躯体情况解释的持续性抑郁情绪、食欲不振、睡眠不佳和过度疲劳，以及对所有事物缺乏兴趣的情况，而不仅仅是康复治疗。患者被诊断为重度抑郁症，并开始服用米氮平 15 mg（睡前）。他的睡眠立即得到改善，食欲 3 天内开始恢复。虽然患者的情绪稍有改善，他对下床活动表示犹豫，部分原因是疲劳。基于行为激活原则（详见后续章节），精神科医生鼓励患者逐渐提高活动水平。通过精神科医生、心理医生、物理治疗师、护士、患者及其家人的合作，治疗团队制订了一个活动计划，该计划包括初始段的最基础活动和之后增加的活动。此外，与患者详细交流后发现，他不愿意活动是因为害怕摔倒和害怕骨折，他认为多发性骨髓瘤严重影响了他的骨骼。另外，他认为自己不会从多发性骨髓瘤中恢复，因为他感觉非常不适。在治疗师的保证下，心理医生解释了认知偏差的概念（表 2-3），并进行了认知重构（详见后续章节）。患者在 1 周后变得活跃，并开始参与康复治疗。尽管仍然可以看得出患者对出院的担心，但在治疗小组的帮助下，以及经过他对康复建立信心的"家中过夜"试验后，患者办理了出院，这更有助于帮助患者树立康复的信心。

主要的鉴别诊断

鉴别关键

身体状况

- 未缓解的身体痛苦（如疼痛、恶心）。

- 内分泌功能障碍（如甲状腺功能亢进、甲状腺功能减退、肾上腺皮质功能不全)，由手术切除、放射治疗或癌症转移所导致。

- 贫血。
- 营养缺乏/不平衡，如维生素缺乏[维生素 B_3(烟酸)、维生素 B_{12}、叶酸、维生素 C]。
- 电解质紊乱(钠、钾、钙、镁)。
- 癌症相关的疲劳(表 2-2)。
- 其他让身体疲惫的状况(例如：心功能不全、肝功能不全、感染、肺功能障碍)。

药物(不良反应)

- 类固醇、干扰素、β-肾上腺素能受体阻滞药。
- 抗癌药物的晚期作用("化疗脑")。

脑器质性精神障碍

- 脑肿瘤或转移，尤其是额叶冷漠。
- 癌性脑膜炎性或软脑膜病。
- 副肿瘤综合征，并有血清和脑脊液自身免疫抗体。

表 2-2　鉴别疲劳与抑郁

疲劳	患者经常能从他们通常觉得愉快的活动中获得快乐感
	下午晚些时候是一天中最困难的时间
抑郁	患者无法从他们通常喜欢的体验中获得快乐感
	早上是一天中最困难的时间
	重度抑郁症的既往病史和(或)家族史可能会增加抑郁症发作的可能性。在不确定的情况下，可能需要进行抗抑郁经验性治疗试验，以免遗漏治疗可能的抑郁症患者

备注：疲劳和抑郁可能同时发生。

神经系统疾病

- 帕金森综合征、多发性硬化症、HIV 脑病、脑血管疾病。

心理状态改变
- 轻度意识障碍，包括谵妄（尤其是低活动性谵妄）。
- 痴呆（虽然抑郁症可能与痴呆共病）。

其他精神/心理状态
- 酗酒/药物滥用（长期酗酒可导致抑郁症状，可通过戒酒缓解）。
- 正常的悲伤（对压力的正常心理反应）。
- 失志症候群（见第三章）。

基本检查

- 神经影像学：CAT 扫描、MRI（Gd - 增强扫描检测微小脑转移和癌性脑膜炎）、PET。
- 实验室检查：排除贫血（Hb，Ht）、电解质紊乱（Na，K，Ca，Mg）、低血糖（Glu）、内分泌紊乱[甲状腺功能检查（TSH，FT$_3$，FT$_4$），ACTH，皮质醇]和肝功能检测（若有肝脏疾病）。
- 脑电图（EEG）：如果意识障碍难以排除。

进一步评估

抑郁症可能不易被发现，而且如果没有临床问诊，就没有抑郁症的诊断和评估；然而，一些患者，特别是老年患者和有严重抑郁症状的患者，不会明显表述出情绪低落，这可能使评估变得困难。患者的以下客观表现和行为可能是抑郁症的征兆。
- 社交退缩。
- 不接受医学治疗。
- 积极情绪反应减少（例如：不能振作、不会微笑、对好消息或有趣的事没有反应）。
- 行为举止上表现出面部反应减少和思维迟钝。

临床管理

抑郁症的治疗不仅应针对抑郁症状，而且应处理导致抑郁症的各种相关疾病和社会心理因素，包括躯体症状，如疼痛、不良检测结果和预后因素，与医疗服务提供者的不良关系、社会支持的缺乏，以及其他社会心理问题。

转诊

建议对抑郁症进行常规筛查。一旦怀疑存在抑郁症状，临床医生应根据诊断标准对抑郁症进行更全面的评估，并加强对其个人及其家庭的了解。无论患者是否被诊断为抑郁症，都需要解决任何身体或社会心理问题。应根据严重程度来治疗抑郁症。常规筛查是必要的，特别是在癌症治疗的关键时间点（例如，当癌症即将有进展，治疗方式有转变时，见图2.1）。

应为每位患者提供全面的评估和支持。使用全面评估症状和功能的筛查方法，例如，《埃德蒙顿症状评估量表》或《MD安德森症状量表》可能很有用。

心理治疗适用于不同严重程度的抑郁症。药物治疗是轻度至中度抑郁症的选择，也是治疗严重抑郁的必要手段（见第五章）。所有治疗方法都应根据患者的选择倾向、身体状况和治疗条件进行调整。

临床医生和患者之间的良好沟通是预防和缓解抑郁症的基础。例如，向肿瘤科医生提供沟通技能培训可以减少患者的心理痛苦[9]。积极、详细地评估和解决患者的需求与关注是社会心理治疗的重要组成部分。此外，从晚期肺癌患者治疗的早期阶段开始，将姑息治疗纳入肿瘤学常规实践中，可以减轻抑郁症，且不会增加转诊至心理健康专家的概率[10]。

药物选择

一般原则

在此我们提供了在抑郁症治疗中选择特定精神药物的一般原则和原因。详细内容请参阅第五章。

以下类型的精神药物可用于治疗抑郁症。许多抗抑郁药由 CYP 450 代谢。临床医生应注意与其他药物潜在的相互作用。

虽然所有苯二氮䓬类抗焦虑药都在肝脏代谢，并有活性代谢物，但劳拉西泮除外，其通过葡萄糖醛酸化代谢而没有活性代谢物，因此它对肝功能障碍的患者相对安全。详见第五章。

抗抑郁药

抗抑郁药是治疗抑郁症的关键药物。然而，由于它们逐渐起效（通常起效时间需要几周），在某些情况下（需紧急治疗的极度严重抑郁症患者，或预后极差不能等待数周的患者），可能会优先选择其他类型的精神药物（精神兴奋药、抗焦虑药或抗精神病药）。

抗焦虑药

（a）抗焦虑药，通常是苯二氮䓬类药物（"轻度镇静药"），可作为抗抑郁药的辅助药物，以减轻抑郁症患者的痛苦、焦虑和（或）躁动。虽然患者和临床医生均认可它见效快，但对其治疗抑郁症的长期（大于 4 周）有效性尚未得到证实。由于苯二氮䓬类药物可能会导致易感患者（如老年患者或晚期疾病患者）出现谵妄，故对这类患者应慎用。

（b）丁螺环酮是一种具有抗焦虑作用的药物。与苯二氮䓬类药物相比，尽管单用丁螺环酮治疗抑郁症的疗效有限，但其耐受性高（如其不良反应轻）。它对选择性 5 - 羟色胺再摄取抑制药（SSRIs）有辅助作用。

催眠药

催眠药（通常是苯二氮䓬类药物）对睡眠困难的患者有帮助。注意事项同抗焦虑药。

精神抑制药：（抗精神病药或"强镇静药"）

精神抑制药既可用作抑郁症的增强疗法，也可用作抗焦虑药的替代疗法，尤其适用于苯二氮䓬类药物无法缓解的严重症状的患者，或有苯二氮䓬类药物不良反应（包括

依赖性)的患者。延长使用精神抑制药不会像苯二氮䓬类
药物那样引起成瘾。一些抗精神病药(如喹硫平、阿立哌
唑)本身具有抗抑郁作用。

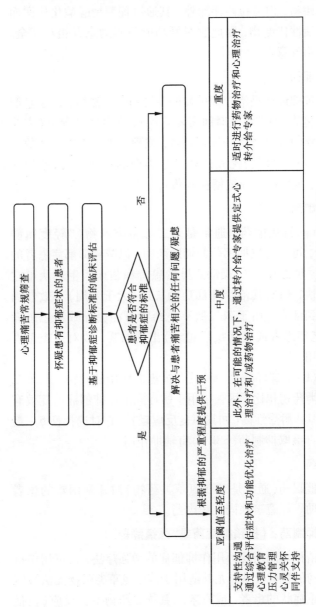

图2.1 癌症治疗中痛苦和焦虑的整体管理算法

经NCCN指南许可改编

不良反应

抗抑郁药

SSRIs(5－羟色胺再摄取抑制药)/SNRIs(5－羟色胺－去甲肾上腺素再摄取抑制药)

- 恶心/呕吐,发生在给药开始时。临床医生应告知患者,可能发生恶心/呕吐的不良反应,但通常会在几天内消失。餐后给药(例如,早餐后服用)可降低恶心的风险。止吐药物(如莫沙必利、甲氧氯普胺)可用于治疗这些不良反应。

- 睡眠障碍(失眠或睡眠过度)。

- 性功能障碍,患者往往会少报此方面病情。临床医生应该提前告知患者。性功能障碍也可能是抑郁症状之一,会随着抑郁症的解决而解决。

- 出血体质。由于血清素是与血小板聚集相关的趋化因子之一,因此施用 SSRI 可增加出血风险,特别是对于已经服用非甾体抗炎药(NSAIDs)或其他抗血小板药物的患者。

- 抗利尿激素失调综合征(SIADH)。抗抑郁药,特别是SSRIs,SNRIs 和三环类药物,可引起SIADH,因水在体内潴留引起血容量性低钠血症。

- "激活综合征"。在少数患者中,SSRIs 和 SNRIs 可能在给药开始时引起患者易怒、情绪激动或烦躁不安。这可以通过减少剂量,更换药物或同时使用苯二氮䓬类药物来缓解。

- "戒断综合征"。突然停止使用 SSRI 或 SNRI 类药物的患者可能产生严重的眩晕、疲劳以及烦躁不安,这缘于受体的再适应。高剂量的 SSRI/SNRI 类药物的使用应该逐步退出,而不能突然中断。再次使用这些药物会减轻症状。

米氮平

- 嗜睡。

- 食欲增强。与 SSRIs/SNRIs 相比,米氮平通常不会引起恶心/呕吐,因此有助于食欲不振的癌症患者。这类患者的食欲不振不仅是因为抑郁症,而且还可能由癌症进展和癌症治疗引起。

三环素

- 三环类抗抑郁药(TCAs)是老一代的抗抑郁药,一般具有更频繁的不良反应和较差的耐受性。与新一代抗抑郁药(如 SSRIs/SNRIs、米氮平、安非他酮)相比,其有效性并无显著差异,因此 TCA 很少用作一线抗抑郁药。一些 TCA 可能会被使用,是因为具有较强的镇痛作用。

- 抗胆碱能作用,尤其是对癌症患者。

抗焦虑药

抗焦虑药物:苯二氮䓬类药物或"小剂量镇静药"。

- 嗜睡、疲劳和注意力下降,可能会损坏日常功能。

- 头晕和肌无力(由于肌肉松弛作用),可能造成摔倒风险。

- 清醒度降低,可导致谵妄。

注意这些不良反应通常是可逆的,一旦停药就会停止。

光疗法

光疗法适用于季节性情感障碍患者。这种疾病的特点是在秋季和冬季反复交替出现抑郁发作,在春季和夏季无抑郁发作。光疗法,让患者暴露到特殊设备产生的明亮白光之中,被证实可以预防和改善冬季抑郁症的发展。

电休克疗法

电休克疗法(ECT)是药物难治性抑郁症患者、精神性抑郁患者和一些急性自杀患者的一种疗法。新的电休克疗法[改良电休克疗法(m-ECT)]已被证明是安全的，甚至比抗抑郁药更安全。因此，m-ECT 也适用于体弱的人群(如老年人)，他们由于不良反应无法采用标准药物治疗。

心理治疗(心理疗法)

有强有力的证据支持癌症患者的心理治疗，并且已经开发了各种技术和方法，对其在癌症患者心理治疗中的有效性进行了评估(表2-3)。

表2-3 心理治疗的类型

术语	描述
咨询	合格的专业人员提供的支持性社会心理护理
心理教育	提供旨在增加知识、减少不确定性从而增强心理健康的信息
放松训练和正念疗法	教授放松身体或精神紧张的技巧、方法，包括冥想、渐进式肌肉放松、呼吸技术或使用指导性心理意象。基于正念的治疗是从不同的起源发展而来的，但可以作为减压技术的一部分
问题解决疗法	通过定式的、逐步的方法识别问题，并针对已识别的问题生成解决方案的治疗方法
认知行为疗法	一种侧重于识别和挑战不适应的思想和行为的疗法，从而引出适应性更强、功能更强的思想和行为。行为激活是认知行为治疗技术的一部分，有时作为独立的形式提供
人际治疗	关注人际交往和人际关系中的问题，强调悲伤、角色转换、争议或人际缺陷等方面的治疗
表达支持疗法	一种聚焦于沟通、处理主观感受和意义创造的疗法。许多心理治疗可以归为这一类，包括心理动力学疗法、意义中心疗法、尊严疗法和 CALM 疗法

一般原则

在实施心理治疗策略之前，重要的是制定一个计划，考虑患者是否具备接受心理治疗的条件，哪种类型的心理治疗最合适，以及患者对治疗方法的偏好。

通常来说，心理治疗需要患者有高度的积极性，并且临床抑郁症的症状不影响对患者使用谈话治疗。认知行为疗法（CBT）的使用是根据英国国家健康与护理研究所（NICE 指南）积累的证据，针对身体健康问题的患者提出的。晚期癌症患者也可能受益于支持表达疗法，包括以意义为中心的心理疗法、基于正念的认知疗法、尊严疗法和 CALM（癌症管理与生存意义）疗法。

认知行为疗法

理论背景。认知行为疗法（CBT），或称认知疗法。它是一种定式的心理疗法，并基于一个假设，即一个人的情感和躯体反应（情绪和身体症状）是由个体感知情况决定的，而不是情况本身。触发情况导致"自动消极思维"，可以导致情绪（如抑郁）、行为（如退缩）或身体（如疲劳、呼吸困难）的反应。

认知重构。有明显抑郁或焦虑的患者会产生刻板过度概括的想法（"认知偏差"）。识别或重构这些功能失调（不适应）的自主想法使之更加功能性（现实或适应）是 CBT 的重要组成部分。在重构过程中，治疗师教育患者典型的认知偏差（表 2 - 4），并鼓励他们挑战这些偏差，通过寻找支持或反驳这些想法的证据（事实）来验证他们的想法。

表2-4　常见的认识偏差		
认知偏差	例子	重构后的更适应性反应
全或无的思考	如果治不好，就没有意义去做任何事情	即使我的癌症不能治愈，治疗也能使我的生命延长一段时间，并可能提高我的生活质量
过度泛化	这种镇痛药没用。所有的药都没用	护士告诉我有很多种药。试试看哪种药适合我
放大/最小化	化疗让我疲劳，对我没有好处	虽然化疗确实会引起疲劳，但它也会对癌症有疗效
读心术	我丈夫这几天很晚回家。他受够了我得癌症的生活	我丈夫这几天回家很晚。我应该问他感觉如何
"应该"思考	作为雇员，我应该像癌症前一样高效地工作	我不能像癌症治疗前那样有效地工作是正常的。一旦治疗完成，我会恢复高效工作状态
标签	我很虚弱。我依靠止痛药生活	使用处方药与我的性格无关
情感推理	今天早上我感觉不舒服。今天会是糟糕的一天	我感觉不舒服。让我们考虑一个使今天更美好的计划
个人化	我应该得癌症，因为我不吃太多蔬菜	癌症有多种病因。我的生活方式的影响是最小的，如果有的话

行为激活

　　行为激活的假设是，抑郁患者被困在抑郁感觉的恶性循环中→能量（动机）的丧失→快乐或成就感的丧失→更加抑郁。治疗师鼓励患者进行活动，通过鼓励他们制定日常活动的时间表，并监测每项活动导致的情绪变化，从而给他们带来快乐或成就感。虽然行为激活最初是作为CBT的一个组成部分发展起来的，但它也可以作为一个独立的干预形式，如解决问题疗法。

　　关于CBT的更全面的解释可以在《癌症治疗的心理治

疗手册》中找到(见延伸阅读)。

问题解决疗法

问题解决疗法通常被描述为 CBT 的一种更简单或更集中的形式，是基于心理压力与未解决的问题相关的假设；因此，获得有效的问题解决(或应对)会缓解压力。

在标准的问题解决疗法过程中，治疗师通过以下方式教授有效的解决方式：

- 界定问题。
- 头脑风暴可能的选择。
- 权衡每个解决方案的利弊。
- 实施具体的解决方案。
- 评估它们的成功概率。
- 微调解决方案。

由于这是一种非常简单的方法，因此可以由经过相对短暂培训的非心理健康专业人士(如初级保健护士)来实施。

放松技巧

放松技巧是肿瘤领域广泛应用的一种方法。Meta 分析表明它对各种生理和心理状况的有效性，包括焦虑、抑郁、呼吸困难和疼痛，虽然这种疗效是短暂的。常用的有 3 种技术：呼吸技巧、渐进式肌肉放松以及自动感应技术(自我陈述、可视化或图像化)。有证据表明比起抑郁症的治疗，这种方法对焦虑症更有帮助。

人际心理疗法

尽管人际心理疗法(IPT)在肿瘤学领域的研究并不充分，但是它被证明和 CBT 一样有效。IPT 假设，抑郁可能由与他人(即关系密切的人)未解决的问题引起，而问题通常是以下 4 个领域中的 1 个：悲伤、争端、角色转换和缺乏重要关系。IPT 治疗师试图识别患者的人际问题，并通过各种技术解决这些问题，包括认知行为技巧、沟通分析和培训。

以意义为中心的心理疗法

以意义为中心的心理疗法是一个为期八周的手册式干预，以个人或团体的形式进行。这种干预受到 Viktor Frankl 的标识疗法的影响，旨在帮助晚期癌症患者维持或增强他们生活中的平和感和目标感，帮助他们认识到生活是有意义的。每次会面都探讨一些与意义的概念和来源有关的具体主题[如历史的(遗产)、态度的、创造性的和经验的意义来源]。与支持性团体心理治疗相比，以团体意义为中心的心理疗法已被证明在减少晚期癌症患者的抑郁、绝望和改善生活质量方面更为有效。

尊严疗法

尊严疗法是一种简单的个人疗法，旨在解决临终患者的生存困境。尊严是一个人心理健康的基本要素，被认为包括自我的产生和延续、自豪和希望的维持、角色的保留、减轻对成为他人负担的担忧以及他(或她)死亡后的后果等主题。尊严治疗的治疗师向患者提出与前面描述的主题相关的问题。最典型的开场白是："告诉我一些您的生活故事，尤其是您最难忘或认为最重要的部分。"我们的目标是引出患者生活中他(或她)认为有意义的方面，或者他(或她)希望被记住的方面。患者和治疗师之间的对话被录音、转录、编辑，并作为"可更新的文档"传递给患者，可以与家人共享。

CALM 疗法

CALM 疗法是一种简短的心理疗法，目前正在进行测试，旨在解决可能与晚期癌症患者的心理困扰以及心理成长相关的特定问题。它包括从经验得到的四个关切领域：(a)症状管理和与保健提供者的沟通；(b)自我的改变和与其他人的密切关系;(c)精神或意义和目的感;(d)思考未来、希望和死亡。

系统性心理疗法

夫妻治疗。患者及其伴侣的需求、目标和应对反应之间高度相关且相互依赖。夫妻治疗的目的是加强关系,保护患者和他们的伴侣免受关系困扰。它在乳腺癌和前列腺癌人群中得到了广泛的研究。

家庭治疗。家庭功能不佳与抑郁症复发率高和复杂性悲伤的发展有关。家庭治疗的目的是通过促进有效的沟通、增强凝聚力和冲突的适应性解决来优化家庭功能。研究表明,在功能低下的家庭中,家庭治疗可以减少抑郁,支持因癌症而失去家庭的哀悼。

专业问题及服务执行

记录和沟通

如前所述,抑郁症是一个术语,其含义可以从通常的悲伤到临床诊断为重度抑郁症。当临床医生使用抑郁症这个术语时,我们必须明确这个术语在临床上指的是什么。

重度抑郁症对智力的影响

重度抑郁症患者的自杀风险显著提高。如果怀疑患者有自杀的紧迫危险,就需要加强精神病照顾,包括在肿瘤科病房一对一的住院陪伴,或让患者进入精神病院病房,以确保安全。在许多国家,有自杀危险的患者可以强制性住院。临床医生有责任将其风险告知其护理人员,并将此类患者转介给合适的精神卫生保健专家(有关自杀风险管理的更多细节,请参阅第四章)。

共同的道德困境

抑郁症是加速死亡的一大因素（如彻底的自杀、医生协助的自杀、安乐死或拒绝适当的治疗）。临床医生应该对抑郁症的存在及其对患者的影响保持谨慎。区分临床抑郁症和患者对艰难身体状况的自然反应并不总是那么容易。经验法则是优先考虑抑郁症的诊断，以免错过可以实现的康复机会。

政策

由于抑郁症的高患病率和对患者生活质量的显著影响，一些协会要求在肿瘤学实践中常规筛查心理痛苦（主要针对抑郁症）。例如，美国外科医生学会癌症委员会要求，从 2015 年开始实施一项系统性的方案，将痛苦筛查和转诊作为癌症中心认证的一个条件。在日本，为获得注册癌症中心的认证，需要提供痛苦筛查。

团队及监管

在一线医疗提供者（如初级保健医生或肿瘤学家）和在精神科顾问医生手下工作的训练有素的"护理经理"（如训练有素的护士）之间的合作下，抑郁症的检测和管理可能是最好的。通常是在这样一个"协作治疗模式"的典型场景下，对诊所的所有患者进行抑郁自我报告筛选问卷（如 HADS 或 PHQ－9）。如果患者报告有高度的情绪障碍，他（或她）会接受由训练有素的工作人员对其进行面对面问诊或电话问诊。如果患者被诊断出患有抑郁症，他（或她）将接受抑郁症的心理教育和简短的心理治疗（通常是简短的 CBT，如解决问题的治疗），此外还将获得有关如何管理癌症患者生活和心理困扰的实用建议。当临床相关时，将为患者的初级保健提供者生成一份报告。此外，在精神病医生的监督下，由护理经理提供使用精神药物的建议。

［1］Mitchell AJ, Chan M, Bhatti H, et al. Prevalence of depression, anxiety, and adjustment disorder in oncological, haematological, and palliative-care settings: a meta-analysis of 94 interview-based studies. Lancet Oncol. 2011 Feb; 12(2): 160 – 174.

［2］Fujisawa D, Inoguchi H, Shimoda H, et al. Impact of depression on health utility value in cancer patients. Psychooncology 2015; 25 (5): 491 – 495. doi: 10. 1002/pon. 3945.

［3］Pirl WF, Greer JA, Traeger L, et al. Depression and survival in metastatic non-small-cell lung cancer: effects of early palliative care. J Clin Oncol. 2012; 30(12): 1310 – 1315.

［4］Warnke I, Nordt C, Kawohl W, Moock J, Rössler W. Age- and genderspecific mortality risk profiles for depressive outpatients with major chronic medical diseases. J Affect Disord. 2016; 193: 295 – 304. doi: 10. 1016/j. jad. 2016. 01. 006.

［5］Mausbach BT, Schwab RB, Irwin SA. Depression as a predictor of adherence to adjuvant endocrine therapy (AET) in women with breast cancer: a systematic review and meta-analysis. Breast Cancer Res Treat. 2015; 152(2): 239 – 246. doi: 10. 1007/s10549 – 015 – 3471 – 7.

［6］Oliveira Miranda D, Soares de Lima TA, Ribeiro Azevedo L, Feres O, Ribeiro da Rocha JJ, Pereira-da-Silva G. Proinflammatory cytokines correlate with depression and anxiety in colorectal cancer patients. Biomed Res Int. 2014; 739650. doi: 10. 1155/2014/739650.

［7］International Psycho-Oncology Society. IPOS International Standard of Quality Cancer Care. http://www. ipos-society. org/about-ipos/iposstandard-of-quality-cancer-care/. Accessed May 31, 2016.

[8] Andersen BL, DeRubeis RJ, Berman BS, Gruman J, Champion VL, Massie MJ, Holland JC, Partridge AH, Bak K, Somerfield MR, Rowland JH; American Society of Clinical Oncology. Screening, assessment, and care of anxiety and depressive symptoms in adults with cancer: an American Society of Clinical Oncology guideline adaptation. J Clin Oncol. 2014 May 20; 32(15): 1605 – 1619. doi: 10. 1200/ JCO. 2013. 52. 4611.

[9] Fujimori M, Shirai Y, Asai M, Kubota K, Katsumata N, Uchitomi Y. Effect of communication skills training program for oncologists based on patient preferences for communication when receiving bad news: a randomized controlled trial. J Clin Oncol. 2014; 32(20): 2166 – 2172. doi: 10. 1200/ JCO. 2013. 51. 2756.

延伸阅读

Akechi T, Ietsugu T, Sukigara M, et al. Symptom indicator of severity of depressionin cancer patients: a comparison of the DSM – IV criteria with alternative diagnostic criteria. Gen Hosp Psychiatry. 2009; 31(3): 225 – 232.

本文介绍了诊断标准对抑郁症诊断的影响。

Akechi T, Okuyama T, Onishi J, Morita T, Furukawa TA. Psychotherapy for depression among incurable cancer patients. Cochrane Database Syst Rev. 2008 Apr. 16; (2): CD005537.

本文是在无法治愈的癌症患者中，对抑郁症心理治疗的唯一系统综述。

Faller H, Schuler M, Richard M, Heckl U, Weis J,

Kuffner R. Effects of psychooncologicinterventions on emotional distress and quality of life in adult patients with cancer: systematic review and meta - analysis. J Clin Oncol. 2013; 31: 782 - 793.

本文描述了社会心理干预对成年癌症患者的有效性。

Jacobsen PB, Jim HS. Psychosocial interventions for anxiety and depressionin adult cancer patients: achievements and challenges. CA - Cancer J Clin. 2008; 58 (4): 214 -230.

本文是对成人癌症患者社会心理干预的系统综述。

Li M, Fitzgerald P, Rodin G. Evidence-based treatment of depression in patients with cancer. J Clin Oncol. 2012; 30: 1187 - 1196.

本文为抑郁症治疗方法的选择提供了依据。

Luebbert K, Dahme B, Hasenbring M. The effectiveness of relaxation training in reducing treatment-related symptoms and improving emotional adjustment in acute non-surgical cancer treatment: a meta-analytical review. Psychooncology, 2001; 10(6): 490 - 502.

本文是对癌症患者放松治疗的综述。

Sharpe M, Walker J, Holm Hansen C, et al. Integrated collaborative care for comorbid major depression in patients with cancer(SMaRT Oncology - 2): a multicentre randomised controlled effectiveness trial. Lancet. 2014; 384 (9948): 1099 - 1108. doi: 10. 1016/S0140 - 6736 (14) 61231 - 994/5000.

本文描述了综合多学科护理模式的好处。

Wakefield CE, Butow PN, Aaronson NA, et al. Patient-reported depression measures in cancer: a meta-review. Lancet Psychiatry. 2015; 2 (7): 635 - 647. doi: 10. 1016/S2215 - 0366(15)00168 - 6.

本文将有助于指导读者选择临床抑郁症的治疗方法。

章节测试

1. 癌症患者中，哪些情况类似表现重度抑郁症？

A. 由药物引起的行为变化

B. 身体负担症状

C. 活动低下型谵妄

D. 以上所有

2. 以下哪一种症状表明癌症患者患有抑郁症？

A. 失眠

B. 正面情绪反应的减少（例如，对好消息没有反应）

C. 拒绝医疗

D. 以上所有

3. 关于精神类药物，描述正确的是：

A. 突然停止选择性血清素再摄取抑制药（SSRI）或血清素－去甲肾上腺素再摄取抑制药（SNRI）可导致戒断综合征

B. 米氮平是一种能增加食欲的抗抑郁药

C. 癌症患者中，抗胆碱能的作用能阻碍三环类抗抑郁药的使用（TCAs）

D. 苯二氮䓬类抗焦虑药物会降低清醒程度，并可导致谵妄

E. 以上所有

4. 下列描述正确的是？（选择一个）

A. 癌症患者心理治疗的有效性缺乏证据

B. 所有癌症患者都适合接受定式心理治疗

C. 因为抑郁症患者缺乏能量，所以建议他们不要提高他们的活动水平

D. 那些接受一定量心理治疗培训的非心理健康专家，是可以提供一些心理治疗的

第三章

失志的诊断与治疗

David W. Kissane

学习目标

读完本章内容后，临床医生将能够：

1. 认识基于意义的处理对患者适应和希望的重要性。

2. 从患者的故事中发现失志现象。

3. 区别轻度、中度和重度失志的分类，这将有利于诊断失志患者的适应障碍或重度抑郁症。

4. 通过适当选择一系列认知知情的、以生存为导向、以意义为中心的疗法，重拾患者对生活的希望、斗志、意义和追求。

背景依据

患者在治疗中遇到的疾病、疾病治疗或自己的困难处境，往往会使其变得意志消沉，从而失志。士气低落源于某一情境难以改变，患者失去希望，造成一种无法摆脱、纠缠困窘或者无助感[1]。这种困境的持续会导致患者越来越悲观和产生不必要的担忧，随着时间的推移，还将可能导致患者难以找到余生的意义和目的。当患者感觉一切都难以改变时，极有可能产生一种挫败感，这将会降低患者的自尊和自我价值，甚至会让患者对自身的存在产生羞耻感和怀疑[2]。当这些变得难以忍受时，一些患者在寻找摆脱这种日益痛苦的精神状态的方法时会产生自杀的想法。

传统的、理论的应对模式认为对任何威胁的评估要么基于情绪，要么基于问题，20世纪末该模式有了一次关键的修正，认为以意义为基础的应对在每个人的应对方式中起重要作用。给生命价值和意义带来生存挑战的困境尤其需要通过这种基于意义的反应来解决。

很明显，失志是一种应对障碍。它的概念优势在于患者能够很容易地理解这一结构，承认它的存在，并希望帮助解决它。医生也理解这个概念。正如我们将在本章中看到的，失志与适应障碍和重症抑郁是存在重叠的。我们是承认它是一种独立的诊断——失志综合征，还是将它当做特定词，从而更准确地描述精神疾病诊断，如适应障碍或严重抑郁[2]，这有待时间验证。本章中，我们将对失志、适应障碍和重症抑郁进行说明。诊断失志很重要，因为它能指导具体的治疗方法，如果被漏诊，就不会选择这些治疗方法。

失志是一种古老的概念，在教会文学中曾被用于描述一种沉闷乏味而无意义的生活[3]。在身心医学时期，G·Engel(1967年)认为失志是一种"放弃-放弃"综合征，E·Gruenberg(1967年)则认为其是慢性精神病患者的社会崩溃，J·Frank(1968)认为其是所有的有效心理治疗中要解决的中心问题，V·Frankel(1963年)认为其是生存痛苦的一种重要的表现形式[3,4]。疾病的许多方面都会导致患者失志，尤其在预后不佳或病情进展、对治疗无反应时，则会变得让人很烦恼，以致于病情恶化，威胁生命[4]。可导致患者失志的临床状态包括晚期癌症、早期器官功能衰竭、进行性神经功能紊乱、物质依赖、慢性精神疾病、疗效不佳，以及需要姑息治疗。

最近一项系统性分析报告发现在10个国家有25项关于失志的研究，涉及4 545名患者[2]。10项研究利用失志量表[5]发现13%~18%的患者患有显著的临床失志症[2]。

而且这种病态的心理有传染性，很容易传染给家人、朋友、临床医生和护理人员，影响他们的斗志。因此，失志成为痛苦的主要根源。

Fang 和他的同事证明，与抑郁相比，失志更能让人萌发自杀想法[6]。抑郁和失志都介导了心理困扰对自杀意念的影响，影响大小分别为 50% 和 77%[6]。在一个探讨自杀意念发展的中介变量的组合模型中，总体中介效应大小为 75.4%，其中抑郁症占 18%，失志占 25%，抑郁症×失志占 31.8%[6]。因此，患有抑郁症的癌症患者如果出现失志，对自杀意念的影响就会比只患抑郁症的癌症患者对自杀意念的影响高出 50% ~ 75.4%[6]。这些数据说明了临床识别失志的重要性，失去生活的意义和目的被证明是自杀意念最有力的预测因子。

表现形式

斗志存在不同的精神状态频谱，从高度乐观的一端，到不同程度的失志，再到另一端的严重士气低落。因此，从维度上看，我们可以看到(a)非常积极、自信和有决心的一面(如赢得某一项体育赛事)；(b)轻度丧失信心，气馁和自我怀疑；(c)中度失志，应对能力差；(d)伴随极度绝望和自杀风险的严重失志。认识到临床环境中的这一维度特征，首先需要将轻度失志的病例与正常的悲伤、恐惧和压抑区分开来，后者与困境的性质成比例(表 3-1)。

其次，随着发病率的增加和治疗的需要，中度的失志伴随一定程度的适应障碍就会出现。在频谱的远端，当严重的失志形成时，这种精神状态可能是临床抑郁症的先兆，或者与临床抑郁症并存。

表3-1 失志的维度特征的分级及表现			
非失志情绪状态	轻度失志	中度失志	重度失志
悲伤	缺乏自信	适应障碍	绝望
恐惧	气馁	不能应对	抑郁
沮丧	自我怀疑	自残	自杀

重要的症状和体征

失志是一种持续的精神状态,它因压力事件而产生,通常与医疗疾病有关,相关的症状见方框3.1。

方框3.1 失志的诊断标准

A.面对疾病或困境时自感底气不足,持续数天而不超过2周或更久。

B.由于难以应付而感到士气低落,乐观情绪减弱,或非特异性压抑。

C.不知所措和士气低落与以下3项(或更多)有关:

　1.绝望。

　2.对改变自身处境感到无助。

　3.自感生命无意义或失去意义。

　4.无目的生活。

　5.失败感或无用感。

　6.怀疑继续活着的意义。

　7.渴望早日结束生命。

　8.自杀的想法或计划。

D.不知所措或士气低落会在社交、职业或其他重要的功能领域造成临床上的重大痛苦或损害。

E.这种紊乱不能用其他精神或医学疾病更好地解释。

危险因素

表明内心脆弱会导致失志的危险因素：(a)社会人口因素；(b)身体疾病因素；(c)心理和精神疾病因素；(d)治疗相关因素[2]。这些需要通过全面查看患者病史来识别。

社会人口因素

这些因素可将人预先暴露于或永久地处于失志中，或者反映出将防止其发展的弹性，如表3-2所示。

社会人口因素中并不能明显区别的诱因包括年龄、性别和教育等。然而，女性可能比男性、受教育程度较低比教育程度高、年轻患者比老年患者人群当中，更容易发生失志[2]。

表3-2　影响失志易感性的社会人口因素

诱发/延续因素	保护因素
单身、分居、离婚、丧偶	已婚或有伴侣
独居	和伴侣、家人、朋友住在一起
缺少社会支持	良好的社会支持
失业	在职
收入低/贫穷	经济有保障
低自尊	稳健的自我意识
社交不牢靠	社交稳定
精神疑虑	精神信仰或宗教信仰

身体疾病

身体疾病因素也可能导致急性失志状态，如表3-3所示。

表3-3　影响失志易感性的身体疾病因素	
诱发/加剧/维持因素	保护因素
癌症部位(如头、颈、脑)	癌症可治愈
预后不良的进行性疾病	预后良好
衰弱性疾病(如运动神经疾病)	控制良好的疾病或癌症
症状控制不良 难治性疼痛 　呼吸问题 　慢性疲劳 　认知问题 　活动受限	生活质量高 　最佳症状控制

　　自从失志诊断,对其进行分期和采用相应治疗方法管理该疾病到现在,尚未发现失志与时间之间有明显的关联性[2]。与治疗方式相对应,表3-5列出了某些能够促发失志的治疗方法。

心理或精神疾病因素

　　当足够强度的紧张性刺激因素出现时,拥有适应障碍或临床抑郁的既往史可以反映个人的易感性,如表3-4所示。

表3-4　影响失志易感性的心理因素	
诱发/加剧/维持因素	保护因素
长期沮丧/精神抑郁	人生有希望、目标
临床抑郁	幸福、快乐
临床焦虑	和平、安宁与安全
自杀倾向	有生活的意愿和兴致
躯体化	良好的生活质量
患有治疗障碍、功能减退或社 会隔离的慢性精神疾病	稳健的内心生活

治疗相关因素

有些治疗会导致身体异常，引起耻辱感，干扰社交，影响生活质量。其他治疗会引起严重的不良反应，从而加重症状和增加应对的难度，如表 3-5 所示。

任何一个或多个易感因素都有可能增加失志的风险。无论个人第一次应对失志表现出来的任性有多强，当多个因素叠加时，其应对可能性将变小[2,4]。

表 3-5 增加失志易感性的治疗相关因素	
诱发/加剧/维持因素	保护因素
截肢、造瘘	腔镜或机器人手术
手术并发症	无手术并发症
辐射的长期或晚期效应	放射治疗无并发症
放疗不良反应	能很好地耐受化疗
慢性疼痛综合征	良好的生活质量
化疗耐药	癌症或疾病控制良好

如何诊断和评估

在临床问诊中，需要全面地询问病史和评估患者的精神状态。随着这一过程的展开，临床医生会同时关注患者倾诉时所透露出的情绪和应对意识。注意方框 3.1 所示的失志的诊断标准。下面的案例研究将展示典型的患者病史，并突出失志、临床抑郁及重度抑郁之间的临床区别。

导致误诊的因素

当临床医生不提出问题以探讨患者的士气和应对意识时，他可能会漏诊失志。专注于身体症状而不关注社会心理问题，就会错过对情绪状态保持缄默的患者进行诊断。患者甚至会感觉临床医生对他(或她)的困境感到不适。

案例学习

首先，让我们回顾一位有失志的适应障碍患者。在这个小故事中，请注意相关指向作出这一诊断的现象。

适应障碍伴有失志

Alice 是一位 50 岁的学校老师，离异，也是 2 个孩子的母亲，她一直在接受晚期肺癌的化疗治疗，并伴有骨和肝脏的转移。2 周前，Alice 收到了 CT 提示疾病进展的消息。为了控制癌症的扩散，她已进行了四线方案的化疗。她的肿瘤医生表示已经没有治疗方式可选，这使得Alice静静地坐着，想着她的日子已经屈指可数了。虽然她耸耸肩，带着泪水离开了肿瘤医生的房间，但她决心要保持镇定。

今天，Alice 去看她的全科医生，以补充支气管扩张药物。她拉着长长的脸，看上去灰心丧气。当被问及她的癌症治疗进展如何时，Alice 说再多的化疗也无济于事了，化疗没有阻止她身体里的癌症生长。Alice 补充说，自从她停止工作以来，生活大不如前了。她错过了拜访朋友。多年来，她一直全神贯注于孩子们的中学教育，但自从他们完成了大学学业，独立生活之后，她看到孩子的机会就少了很多。孩子们忙于他们的工作和交际，根本没有多余的时间陪伴 Alice。

医生问 Alice 的感觉如何。"我的心情还好，医生，"她说："当我的思维沉浸于一本好书里，或者我在看一部我最喜欢的电影时，我感觉很棒，只是不知道我的生活接下来会如何。世界正逐渐把我抛弃。这几天似乎没什么动力促使我起床，我在想，如果我自杀了，会有人想念我吗，但我想这样做会让我的家人伤心。"医生问 Alice 是否觉得抑郁。"没有，医生，我还是有幽默感的。我吃饭和睡觉都很好，我喜欢看电影。可是自从我停止工作以后，生活似乎就没有多大意义了。我自己时常在想，'为什么要折腾？'，当我知道肿瘤科医生帮不了我的时候，我难以保持精神振作。"

医生问 Alice 是否需要更多的帮助。"不，医生，我会没事的。只是当医生对你不抱太大希望的时候，它会影响你的士气。网球决赛今天下午举行，你认为谁会赢这场比赛？"

患者 Alice 身上的主要特点

案例中，Alice 在谈到她晚期癌症治疗方案有限的时候，士气低落，希望渺茫。Alice 否认自己感到意志消沉或者不快乐。虽然她试图振作起来，提到诸如网球赛、书或电影等娱乐来源，但她怀疑未来的价值（"不知道我的生活接下来会如何"）。在她不工作的日子里，她的兴趣爱好减少了（"为什么要折腾"），对未来失去了目标（"似乎就没有意义了"）。Alice 一度想自杀，但放弃了，因为这可能会对她的孩子们产生影响。

这里的压力刺激来源于对她的疾病化疗失去控制，由此造成的痛苦和功能受损。易感因素包括她的年龄、单身以及与她的小孩接触机会少，没有和她的朋友们交往。在许多西方社区中，强烈的悲痛感是一种常见的情绪，但Alice 并没有诉说她的悲伤，而是把注意力集中在持续不断地失去生命意义、生活目标和希望的未来。Alice 不能预见有价值的未来。这里的临床判断是，Alice 的反应是不适应的，她的失志是一种糟糕的应对反应，因为她似乎被困在这种心态中，过一天算一天，没有对合理的生活质量抱有希望。培养活在当下的能力和勇气是许多人面临的挑战。

Alice 不符合重度抑郁症（临床抑郁症）的诊断标准，她也没有表现出一般焦虑症的患者身上所具有的焦虑特征。然而，她确实存在适应障碍，更准确的修饰词应该是"伴有失志"。其他描述，如"伴有情绪低落"，"伴有焦虑情绪"，或"混合特征"都不能准确地描述她的精神状态。失志性适应障碍的诊断价值在于它能指导临床医生进行心理治疗，尤其是针对她的失志问题。稍后我们将讨论如何处理失志问题。

首先，让我们看看另一个有重度抑郁的特征，同时存在失志现象的患者。请注意那些可指向作出诊断重度抑郁伴有失志的现象。

案例学习

重度抑郁伴有失志

George，男，52 岁，被诊断出胰腺癌治疗后 15 个月。由于肿块的大小和肠系膜动脉受累无法手术。初步的放化疗治疗后，George 出现肝转移。尽管经过 2 次化疗的进一步治疗，肿瘤科医生认为肿瘤在影像学上又有进展，而且具有侵袭性。George 陷入绝望中，他害怕所剩时日屈指可数，怀疑这些治疗的意义。

George 结婚后育有 2 个女儿，自己从事会计工作，妻子是一名护士，经常陪他去看病。她担心 George 变得抑郁，而且实际上自从 George 了解最近一次影像学结果后，他就说在过去的这一个月里一直感觉沮丧。他发现自己经常陷入对死亡的思索，找不到快乐的感觉，半夜失眠，食欲不佳，体重下降了 4 公斤，他感到疲倦，同时伴有注意力不集中、对新闻和电视不感兴趣、精力不足、缺乏性欲、不想尝试新事物。

George 说，他觉得自己被这种要命的疾病所困住。他觉得他的医生虽然采取了一些措施，但于事无补。自从几个月前停止工作后，他感觉他的生活失去意义，每天早晨不知为了什么而起床。他表现出失望，认为所有这些治疗似乎是浪费时间，因而看不到更好的明天，觉得也许最好的事就是即刻结束生命。在他最低谷的时候，他想过把全部药丸一次性吃完，但没有实施，因为他害怕打击到他的妻子和家人。他宁愿躺在床上，蒙头而卧，静待宿命的到来。

George 看上去有点衣衫不整，表现出淡漠的忧伤，说所有的一切毫无意义。他对更美好的未来不抱希望，想着死亡就是答案，无可逃避。

患者 George 身上的特点

George 有典型重度抑郁的症状，抑郁情绪持续超过 4 周，兴趣减少，快感缺乏，伴随有疲乏、厌食症、体重减轻、失眠、注意力低下和自杀念头。关于他的抑郁，值得注意的是，这种绝望与无助，这种感到生活毫无意义或失去目标，令他产生了自杀念头。他陷在这个思维框架中，采取退出和回避，结果他的痛苦加剧。除了抗抑郁药治疗外，心理疗法对他的失志将证实有效。

失志 VS 忧郁症

"忧郁"是一个用于诊断重症抑郁症的限定词，标识一种更严重的抑郁症。这可以用于失志的鉴别。忧郁症的特点：

1. 或丧失几乎所有活动的愉悦感；或丧失对常规娱乐活动的反应。

2. 加上以下活动 3 项或者 3 项以上。

（1）明显的极度郁闷、空虚或绝望的情绪特点。

（2）昼夜变化——抑郁在早晨更严重。

（3）晨间早醒。

（4）明显的精神运动性迟滞或激动。

（5）非常显著的厌食症或体重减轻。

（6）过度自责。

焦虑不安的抑郁症患者可能搅扭双手，来回踱步，显得焦躁不安，而思维缓慢和运动能力减退的患者则表现出这些精神运动迟缓的特点。这种白天的行为模式反映了与昼夜节律相关的生物性变化。尽管忧郁症患者有着非常明显的抑郁症的特点，但在关键方面却又存在差异。

尽管失志患者可能表现出极度的绝望，然而与之相伴的认知问题还是集中表现为绝望无望与无助、丧失自我价值以及认为生活没有意义和无目的。我们需要注意患者对未来快乐缺乏期待的状态。有些面部无反应，精神运动性抑制表现为被动无表情的忧郁症患者，在生物学方面也无表现。这两种现象都可以表现出伴随着主观无能、陷入困境的感觉，而患者则认为自杀是解决问题的良方，即使患者几乎失去了谋划自杀的动力。忧郁症患者更自然的方式倾向于虚无主义式的思考，此时，身体被认为已经死亡。

这些差异是微妙的。临床医生必须努力理解每个人的心态，思索性地倾听他（或她）的想法，并理解他（或她）对自己的生命和生活的认知。我们以一位患有重度抑郁症合并忧郁症患者的临床经验为例。

案例学习

重度抑郁合并忧郁症

Stan，60 岁，患有进展期胃癌，第 5 次化疗无法控制肝脏和肺的转移。在过去的 1 个月里，Stan 感到忧郁和空虚，所有的快乐似乎都从他的生活中消失了。凌晨 4 点左右就醒来，他感到很沮丧，感觉速度慢下来了，没有精力，不能做决定，没有食欲，体重大幅下降了 30 公斤，他感到内疚，因为他无法从这些日子里找到任何幸福。

Stan 曾经是一名工程师，一直很优秀。在患癌症之前，他的过去并没有什么特别之处。Stan 一直对政治感兴趣，为人友好、聪明而有热心。他的妻子形容他为"一个好人，一个有信仰的人"。Stan 由着急的妻子陪着走进诊疗室。医生问他问题时，他看上去很沮丧，注视着前方。他的反应很慢，因为他在思考着说些什么。他哀叹自己不应该这么情绪低落，太让家人难过了。当医生试图缓和气氛时，他也没有反应。所发生的事对他来说是个谜。他否认有自杀的想法，只是感觉一切很茫然。

患者 Stan 的主要特点

像 Stan 这样有忧郁症的患者与失志患者明显不同。精神运动迟缓、昼夜模式、在临床医生面前的面部表情都会表现出来。尽管肿瘤学家可能会关注癌症恶病质，但精神病学家将目光投向了精神状态的性质和质量。综合考虑癌症相关症状和抑郁的植物性症状可确保忧郁症不会被漏诊，因为它需要临床对症治疗。

鉴别诊断的调查

在第二章(临床抑郁症的鉴别诊断)列出的诊断检查排除主要的生理条件、药物作用、器质性脑疾病和其他严重精神疾病，在此同样适用。虽然对伴有失志的应对障碍不太重要，但一旦发现重度抑郁或忧郁症伴随着更严重的失志，这些详细的医学检查就是非常有必要的。

失志的严重程度的评估可用《失志量表》(见附录二)。如果以基线为标准测量，随着时间的推移，心理治疗的随访测量可以监测到临床改善。最初的纸笔评估表，即"24项、五因素失志量表"(DS)在 2004 年得到验证。该表被翻译成多种语言，评估的影响因素因文化而异[2]。经改进和重新验证后的"16 项、两因素失志量表"(DS - II)，更短，具更强的心理测量学属性。原来的量表响应方式通过 Rasch 分析(项目响应理论模型)在新的量表(DS - II)中被整理为三点模式[7]。量表(DS - II)总的内部一致性科隆巴赫系数(Cronbach's α)为 0.89，8 个项目的意义和目表分量表的科隆巴赫系数为 0.84，8 个项目的悲伤和应对能力分量表的科隆巴赫系数为 0.82[7]。稳定临床环境可靠性的反复测试发现组内相关系数为 0.80。

在测量心理悲伤、幸福感、生活质量以及包括求生意愿和寻死想法的临终态度方面，DS - II 量表的收敛效度很强[8]。在区分不同 Karnofsky 功能表现水平，以及在"记忆症状评估量表"上的高分和低分判别效度明显[8]。在失志严重时可能合并抑郁，而中度失志似乎与临床抑郁无关[8]。

量表(DS - II)的项目转载于附录二(见第 144 页)供临床使用。在晚期癌症的临床研究中发现 DS - II[7]评分 6 为中位水平，阈值 ≥8 提示临床需要关注。临床有意义的最小区分分值是 2 分，在姑息治疗人群中，改善有效症状分值则需要 4 分以上[8]。

临床管理

接下来，我们将会依次讨论轻度、中度和重度失志。图 3.1 列出的流程图，展示的是为帮助失志患者而广泛采用的管理策略。请注意，引起的危险因素要与失志的严重程度同时评估，这些因素也可能是治疗的对象。

轻度失志——支持性心理治疗

轻度可能会产生波动，而且是短暂的，可以通过移情倾听和支持性心理治疗来缓解，干预的主要组成要素如下：

- 同情地认同患者的困境。（"您的处境非常困难。"）
- 悲伤和痛苦正常化。（例如，"您的眼泪是适当的、正常的，我们称之为痛苦"。）
- 确认患者的勇气和毅力来源。（例如，"您让我觉得您是一个坚定的人，可以很明智地知道何时与周围的亲人分享你的悲伤，并从中获得支持和力量。"）
- 鼓励勇敢适应，保持专注并活在当下。（例如，"我钦佩您的勇气，这是您应对事情的关键力量。"为每一天设定目标，并努力活在当下。）

在床边或诊室进行短暂心理治疗时，对是否影响患者士气的问题[9]提出质疑。临床医生定期监测这一情况，澄清对疾病和治疗目标的理解，纠正对预后的任何误解，并明确对未来保持希望的来源。

如果患者有信仰系统，那么对精神、宗教信仰或生活哲学的考量是有帮助的，这个时候也可能是鼓舞人心的力量。来生有希望超越此生吗？某种形式的重生？世代相传的家庭记忆中某种形式的连续性？精神上的平静和安慰能否用来缓冲疾病进展可能带来的失望？在这个时候，

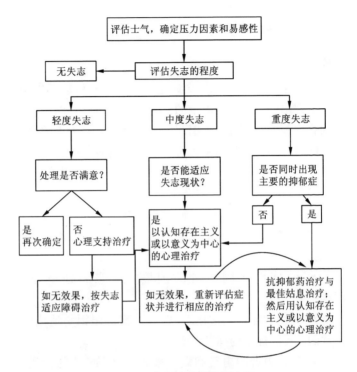

图 3.1　失志的管理指导流程

宗教传统中是否有特定的仪式可以适用？

　　这种对轻度失志的临床响应模式并没有将这种精神状态病理化，而是认识到临床医生的支持，可以作为应对疾病轨迹中自然发生的常见的轻微士气波动的手段。

中度失志——认知存在主义与意义中心疗法的结合

以认知为导向的方法

　　以认知为导向法认为思维扭曲可以由悲观、灾难化思想、夸大或选择性关注消极因素引起。示例性问题包括：

- 对疾病和预后的临床理解是否现实？
- 患者的思维是否会影响其应对方式，从而产生消极的情绪后果？

临床焦虑与抑郁管理

68

- 对消极认知的重构是否有助于恢复信心？

（见第二章认知行为治疗技术概要）

以存在主义为导向的方法

以存在主义为导向的方法，通过使患者承认生命的有限性、预期悲伤的代价、恐惧和担心未来可能发生事情所带来的负担，以及持续关注"活在当下""继续生活"所带来的好处。从一个多世纪以来对死亡问题的哲学阐述所得出的结论是，对所有人类生存而言，对丰富性、参与性和创造性的生活的向往是最重要的。示例性问题包括：

- 是什么负担让您如此沉浸在悲伤中？
- 担心可能发生的事情会对您有所帮助吗？
- 现在您生活中最重要的是什么？
- 当人们建议我们"活在当下"时，这对您意味着什么？

Yalom 的经典著作《存在主义心理治疗》和 Spiegel 以及 Classen 的支持性表达群体治疗模型都采用了存在主义导向治疗（见延伸阅读）。

注意：认知和存在主义导向疗法在临床实践中可以结合使用[10]。

以意义为中心的治疗

以意义为中心的治疗方法认识到人类生活中对意义追求的中心性，通过使患者思考生活中存在的多种多样的意义来源发挥治疗作用[11]。理解患者生活的叙事医学，可以利用以意义为中心的问题清单，指导患者在这个方向上思考（方框3.2）。这个以意义为中心的问题清单提供了一个全面的主题目录，临床医生可以从中选择和调整问题以适合特定的个人。在每一种情况下，问题都是为了引发反思过程；每一个反应都能唤起更多的好奇心，并引发大量讨论。CALM[12]疗法、意义与目的治疗[13]，以及以意义为中心的治疗/以意义为中心的团体治疗等治疗模式[11]，均建立在这一过程的基础上，通过几个疗程来提升每个人的意义感、生活意愿和生活重心。

方框3.2　以意义为中心的问题清单

- 成就感的来源

  ⅰ.您最自豪的成就是什么？您毕生的任务是什么？
  ⅱ.您会给后人留下什么？您想因为什么被后人记住？
  ⅲ.您是通过自己的职业、工作做出相应贡献的吗？
  ⅳ.您对家庭、社区或国家做出贡献了吗？
  ⅴ.您在职业生涯中处于巅峰状态是什么样的？

- 生活角色

  ⅰ.您作为配偶或父母、兄弟姐妹、祖父母、朋友的角色是怎么样的？
  ⅱ.您如何与那些对您很重要的角色保持联系？
  ⅲ.您在家庭的各种角色中还有哪些使命或行动？

- 创造性的来源

  ⅰ.您喜欢音乐、艺术、幽默或美好的事物吗？
  ⅱ.这些年您是否还拥有激情、爱好或痴迷的事情？
  ⅲ.您写信？您有想讲的故事？
  ⅳ.哪些人是您的最爱？

- 人生态度或哲学

  ⅰ.您生活的动力和努力的来源是什么？
  ⅱ.您生活中有赖以依存的一套价值观吗？
  ⅲ.有没有这样一个人会让您觉得比自己还重要？
  ⅳ.您能长期保持一种让生活有意义的态度吗？有决心吗？

- 自我认可

  ⅰ.是否有缺点、遗憾或错误需要接受？
  ⅱ.身心健康的完整性、有价值感或"充分的善意"能被承认吗？
  ⅲ.是否有被宽恕的地方？
  ⅳ.有什么事需要完成、改进或解决的吗？
  ⅴ.您如何学会适应"病态"的生活？残疾？容貌改变？
  ⅵ.作为个体，哪个词能最好地描述您的个性？

- 有意义的人际关系

    ⅰ.您的生活中谁最重要？谁仍然重要？
    ⅱ.您的家人有什么顾虑吗？
    ⅲ.您所分享的一切中最值得感恩的是什么？

- 身份和癌症的影响

    ⅰ.作为个体，您是否坚持自己的价值观？
    ⅱ.疾病对您或谁有重大影响吗？
    ⅲ.您能接受您身体的变化吗？它的脆弱？

- 深化普遍希望

    ⅰ.您希望生活质量提高吗？您希望学会"病态"地生活吗？即便生活不那么美好，但仍然有一些品质。
    ⅱ.您希望重生吗？为了进入持续的精神生活？为了上帝？
    ⅲ.您是否认识到一种内在的希望，它超越了生活中的具体希望？
    ⅳ.您能希望活着的人因为认识您而获益吗？

- 持续责任

    ⅰ.您现在承担的哪些责任证明您的努力和承诺？
    ⅱ.您能留下什么礼物？
    ⅲ.谁能从您的主张获益？
    ⅳ.您能和您爱的人为将来做好准备吗？关于年老和生病，您能做些什么来教导您的孙辈们？关于死亡？
    ⅴ.关于离开、死亡和说"再见""谢谢"，这些对话将如何发生？
    ⅵ.您能过得最充实吗？直到生命停止的那一刻？

以家庭为中心的支持

情绪低落具有传染性，感到绝望和被困住的人，会将这种负面情绪传递给他们的亲戚和朋友，反过来，周围的这些人（尤其当他们不能鼓舞患者的士气时）也会感到绝望。临床医生需要记得与患者家人交谈，确定家属的斗志水平，并进一步帮助他们应对患者。

家庭会议是照护的重要组成部分。会议可重点讨论以下目标：

- 回顾疾病的阶段、状态和预后。
- 回顾护理目标，包括希望的重要性。
- 检查家庭沟通、团队合作和应对情况。
- 教育和支持家庭照顾他们的角色。

为家庭创造一个机会，让家庭成员在有经验的治疗团队指导下共同讨论存在的问题和各自的关切，这对家庭成员有很大的帮助。需要提醒的是，虚弱和生病的患者经常会需要一段时间来适应这种程度的身体功能障碍，而旁观者则认为这种变化是剧烈的、可怕的。家庭成员需要考虑患者的需要，并适当向他们提供帮助和支持。

可以采用以家庭为中心的护理模式，在这种模式中，由于开放沟通、团队合作和相互支持，或解决分歧和冲突的能力存在局限，因此存在一定风险。建议家庭成员在 12～18 个月中开展 6～10 次家庭会议，以用于姑息治疗[14]。这一点已在临床试验中得到证明，通过家庭受到的关系支持来防止复杂性悲伤（如长期的悲伤障碍）。（有关资源，请参阅延伸阅读中的 Kissane 和 Bloch，以及 Kissane 和 Parnes 所著论文）。

严重失志

以下原则总结了严重失志的管理方法：

- 对所有加重的不适症状进行积极管理，包括控制疼痛、恶心、便秘、呼吸困难、失眠和抑郁；使用抗抑郁药治疗抑郁症。始终保持护理的连续性。
- 使用回顾患者生活经历的叙述疗法，探索患者在生活中对希望和意义的态度（有关生存和以意义为中心的心理疗法，请参阅中度失志管理一节）。
- 平衡患者对悲伤的支持与希望的提升，探讨生命中的过渡时期，从而培养患者对变化的接受；人际治疗的各个方面都适用。生活中的大多数角色变化都涉及到得失。

- 通过人际治疗和以意义为中心的心理治疗，促进患者在生活中对新目标和角色的探索。
- 促进患者支持性关系和借助社区志愿者，尤其是对于缺乏家庭支持的人。
- 使用认知疗法来重塑患者的消极信念。
- 召开家庭会议，增强家庭功能，防止家庭情绪低落的发展。
- 在多学科团队会议中审阅护理目标，以确保整个治疗团队参与该方案的管理。

管理中度失志(标准化调整后)中描述的许多问题和方法，同样适用于严重情绪低落，包括伴随重度失志抑郁症的患者。在患者准备好接受心理治疗之前，使用药物治疗以更好地控制症状和痛苦是必要的。因此，在严重抑郁症的情况下，使用抗抑郁药(适时调整用药剂量)是很重要的。需要具有专业知识和经验的人员来指导药物治疗何时引入。尽管本章列表中列出了一系列主题和潜在问题，但临床医生必须根据患者参与和应对这些问题的意愿，对节奏和治疗选择进行判断。

使用假设时间线的优先级

帮助单个患者或一对夫妻确定未来事件优先顺序的一个有用的活动，是让他们创建一个假想清单，列明他们在短期、中期或长期内的愿望和计划。临床医生可以根据患者的预后调整时间周期。因此，对于预后大约为 6 个月的患者，请他们创建 3 个月、6 个月和 12 个月的假设列表；对于预后为 1~2 年的患者，请他们创建 6~12 个月、18 个月和 3 年的假设时间线。要求每一方起草一份个人清单，然后邀请个人或夫妻分享他们的想法，讨论每个选择背后的原因。虽然练习的重点是努力达成对未来优先事件的一致性，但假设时间线的练习，也有助于夫妻谈论死亡和不可避免的要面对的不确定性。

参与、聆听和陪伴

临终关怀和姑息治疗服务中，人们已经认识到临床医生保持投入和临床医生回顾患者的病情及治疗方式的重要性。其核心是建立和维持与患者及家庭的关系。众所周知，一些临床医生会避免进入垂死患者的房间，这表明其在处理个人问题与死亡时所面临的尴尬境地。当临床医生没有解决他们个人关于生命有限性的问题时，患者的护理质量可能会受到影响。死亡焦虑是普遍存在的，其对临床医生和患者及其家人来说也是一个挑战。

对反移情、回避行为、灵性和人生哲学的诚实反思，对于临床医生锻炼个人的勇气、确定需要用什么来陪伴垂死的患者、坐在患者的床旁、尊重患者，并且作为临床医生知道、重视身而为人的尊严而感到荣耀。

认识到我们共同的人性是富有同情心，这是开展良好临床护理的基石，它可以改善失志，维持我们持续的生活，直到我们死去。

专业问题及服务实施

多学科团队护理晚期癌症患者与其家庭成员所面临的挑战是相似的，包括以下几个方面：

- 看到身体衰败和虚弱的恐惧感和沮丧感。
- 症状控制不佳导致痛苦。
- 无助感，正在发生的一切无能为力。
- 护理和负担所产生的压力。
- 观点之间的冲突和紧张。

当失志患者或家庭要求医生帮助自杀时，团队会面临道德困境。关于安乐死和抑郁的讨论见第二章，关于患者自杀的讨论见第四章。

参考文献

[1] Kissane DW. Demoralization—A life-preserving diagnosis to make in the severely medically ill. J Pall Care. 2014; 30(4): 255 -258.

[2] Robinson S, Kissane DW, Brooker J, Burney S. A systematic review of the demoralization syndrome in individuals with progressive disease and cancer: a decade of research. J Pain Symp Manage. 2015; 49 (3): 595 - 610. doi: 10. 1016/j. jpainsymman. 2014. 07. 008.

[3] Kissane DW, Clarke DM, Street AF. Demoralization syndrome—a relevant psychiatric diagnosis for palliative care. J Pall Care. 2001; 17: 12 -21.

[4] Robinson S, Kissane DW, Brooker J, Burnie S. A review of the construct of demoralization: history, definitions and future. Am J Hosp Pall Med. 2016; 33 (1): 93 - 101. doi: 10. 1177/1049909114553461.

[5] Kissand DW, Wein S, Love A, Lee XQ, Kee PL, Clarke DM. The Demoralization Scale: a preliminary report of its development and preliminary validation. J Pall Care. 2004; 20(4): 269 -276.

[6] Fand CK, Chang MC, Chen PJ, et al. A correlational study of suicidal ideation with psychological distress, depression, and demoralization in patients with cancer. Support Care Cancer. 2014; 22 (12): 3165 - 3174. doi: 10. 1007/s00520 -014 -2290 -4.

[7] Robinson S, Kissand DW, Brooker J, et al. Refinement and revalidation of the Demoralization Scale: The DS - II—internal validity. Cancer. 2016; 122(14): 2251 -2259.

[8] Robinson S, Kissane DW, Brooker J, et al. Refinement and revalidation of the Demoralization Scale: DS - II —

external validity. Cancer. 2016; 122(14): 2260 – 2667.

[9] Griffith JL, Gaby L. Brief psychotherapy at the bedside: countering demoralization from medical illness. Psychosomatics. 2005; 46(2): 109 – 116. doi: http://dx. doi. org/10. 1176/appi. psy. 46. 2. 109.

[10] Kissane DW, Miach P, Bloch S, Seddon A, Smith GC. Cognitive-existential group therapy for patients with primary breast cancer. Psychooncology. 1997; 6: 25 – 33.

[11] Breibart W, Rosenfeld B, Pessin H, Applebaum A, Kulikowski J, Lichtenthal WG. Meaning-centered group psychotherapy: an effective intervention for improving psychological well-being in patients with advanced cancer. J Clin Oncol. 2015; 33 (7): 749 – 754. doi: 10. 1200/JCO. 2014. 57. 2198.

[12] Lo C, Hales S, Jung J, et al. Managing Cancer And Living Meaningrully (CALM): phase 2 trial of a brief individual psychotherapy for patients with advanced cancer. Palliat Med. 2014; 28 (3): 234 – 242. doi: 10. 1177/0269216313507757.

[13] Lethborg C, Schofield P, Kissane DW. The advanced cancer patient experience of undertaking meaning and purpose(Map) therapy. Palliat Support Care. 2012; 10(3): 177 – 188. doi: 10. 1017/S147895151100085X.

[14] Kissand DW, Zaider Tl, Li Y, et al. Randomized controlled trial of family therapy in advanced cancer. J Clin Oncol. 2016; 34(16): 1921 – 1927.

延伸阅读

Breitbart WS, Poppito S. Individual Meaning-Centered Therapy for Patients with Advanced Cancer: A Treatment Manual. New York: Oxford University Press; 2014.

关于指导心理教育方法培养意义的手册。

Frank JD, Frank JB. Persuasion and Healing：A Comparative Study of Psychotherapy. 3rd ed. Baltimore：Johns Hopkins University Press；1991.

关于所有心理治疗中恢复希望和斗志的重要性的经典著作。

Kissane DW, Bloch S. Family-Focused Grief Therapy. Chichester, UK：Open University Press；2002.

以家庭为中心的照护模式，支持并鼓励家庭成员尽可能长时间地与患者接触。

Kissane DW, Parnes F. Bereavement Care for Families. New York：Routledge；2014.

Further elaboration of family-centered care during palliative care and extended into bereavement.

进一步阐述在姑息治疗期间开展家庭为中心的护理模式，并延伸到丧亲。

Spiegel D, Classen C. Group Therapy for Cancer Patients：A Research-Based Handbook of Psychosocial Care. New York：Basic Books；2000.

关于支持性表达疗法的经典诠释，即以存在和意义为中心的一种方法。

Watson M, Kissane DW. Handbook of Psychotherapy in Cancer Care. London：Wiley；2010.

International Psycho Oncology Society-endorsed textbook about the delivery of models of psychotherapy in cancer care.

国际肿瘤心理学学会认可的关于癌症心理治疗模式的教科书。

Yalom ID. Existential Psychotherapy. London：Basic Books；1980.

关于存在主义心理治疗的最易读、最经典的诠释。

阅读以下临床案例并从中选择最佳答案。

托尼，55 岁，律师，已婚，有 2 个未成年的孩子。他已经接受了 2 年的晚期黑色素瘤治疗，疾病已经扩散到肝脏和大脑。切除枕部脑转移灶，再行立体定向放射治疗，持续 10 个月，伊匹单抗对托尼（易普利单抗）（一种激活 T 细胞的单克隆抗体）的治疗有效。分子诊断证实存在 BRAF 突变，适合使用程序性死亡（PD-1）受体拮抗药纳武单抗进行治疗。另外，影像学显示他的肝脏二级细胞再生之前，已经有几个月的疾病控制，这一次更为明显。托尼的临床医生一直在暗示他，治疗选择已经不多了。这让托尼很沮丧，他谈到自己这么年轻却被这种疾病所困扰的感觉。他仍然很喜欢他的工作，但他想知道接下来人生的重点是什么。他告诉他的医生，生命现在似乎都是徒劳的。他问医生是否应该像杀死一条狗一样放倒他。他的医生对如何最好地帮助托尼感到不安和困惑。

1. 对这个患者最有用的诊断是什么？（选择一个）

A. 正常悲伤反应或情景反应

B. 适应障碍

C. 适应障碍伴焦虑

D. 适应障碍伴情绪低落

E. 适应障碍伴失志

F. 严重抑郁症

G. 抑郁症伴忧郁

H. 严重抑郁症伴失志

2. 对这个患者最好的治疗方法是什么？（选择一个）

A. 心理辅导

B. 支持性咨询或支持性心理治疗

C. 以意义为中心的治疗或存在主义心理治疗

D. 认知行为疗法

E. 抗抑郁药物联合认知行为疗法

F. 抗抑郁药物联合以意义为中心的治疗或存在主义心理治疗

G. 抗抑郁药物联合支持性咨询

H. 抗焦虑药物

第四章

自杀风险的认识与应对

Maggie Watson and Luigi Grassi

学习目标

阅读本章后，临床医生将能够：

1. 批判性评价有关自杀率及其风险因素的背景证据。
2. 评估涉及自杀风险的问题。
3. 进行关键调查，以评估鉴别诊断。
4. 采取临床管理办法。
5. 认识到专业问题（即政策制定和服务实施，包括在管理自杀和自杀风险方面的法律和临床责任）。

背景

自杀率

癌症患者自杀死亡的人数是一般人群的 1.5 ~ 2 倍[1,2]，其自杀率高于其他疾病状况[3]，癌症患者自杀的念头或想法是常见的，发生率为 7% ~ 40%[4-7]。

自杀风险因素

常见的自杀风险因素包括男性、社会隔离（如分居、离婚或丧偶）、年龄较大、当前/过去的精神疾病史以及药物滥用。其中最重要的风险因素是被诊断为精神疾病，特别是临床抑郁、失志和药物滥用。更具体地来说，如果其精神障碍的特点是自杀念头意向强烈，明显的厌恶和躁狂，以及冲动控制不良，自杀的风险就会大大增加。患有情绪障碍的患者，尤其是单相重度抑郁症或双相情感障碍，精神分裂症和药物滥用疾病患者，自杀的风险会相对增加。人格障碍和创伤后应激障碍的患者也可能具有较高的自杀风险。因此，需要特别注意和照护这类存在心理健康问题的癌症患者。

癌症相关风险因素

除精神疾病外，癌症类型和癌症相关的疾病也会增加自杀念头和自杀死亡的风险。其中肺癌、胃癌和头颈癌患者的发生率最高[1, 8]。在一项胃癌幸存者研究中，结果显示自杀念头的高发生率（约35%）与心理症状（如情感功能）以及身体功能和癌症相关症状（如疲劳、恶心/呕吐、呼吸困难和食欲不振）显著相关[9]。癌症诊断后第一年被认为是高风险期[10]。癌症的晚期阶段也与自杀念头、自杀未遂和自杀死亡的风险较高有关。据报道，在晚期癌症患者中大约有14%的人希望能加速死亡。

生理风险因素

虽然目前关于自杀的神经生物学的知识依旧不足，但生物精神病学研究文献主要认为心理生物学伴随效应可能与自杀行为相关。例如，一系列研究表明，许多神经生物系统的改变，包括5－羟色胺能和去甲肾上腺素能系统，下丘脑—垂体—肾上腺轴以及免疫失调都与抑郁和自杀行为有关[12, 13]。这些神经生物系统的功能改变可能由于遗传学和发育学原因。例如，早期的逆境及其与易感基因的相互作用可能会降低成年期的抗压阈值[14]。炎症也可能在自杀的病理生理学中发挥重要作用，尤其是某些特定炎性细胞因子的水平。在自杀死亡者和自杀未遂者中发现血浆中促炎性细胞因子（如肿瘤坏死因子 α，干扰素 γ，IL-1 和 IL-6 浓度的增加。关于这一点，外周血中 IL-6 的水平被提出可以作为自杀的生物标志物，而自杀死亡者的眶额皮质中 IL－4 和 IL－13 转录水平的增加，被认为影响与自杀相关的神经行为过程[15, 16]。

通过使用汇聚涉及基因、免疫和炎症反应的功能基因组学，最近的数据提出一项通用预测方法，作为跨精神病诊断的自杀广谱预测因子[17]。从临床角度来看，考虑到癌症和癌症治疗对同一神经生物系统（包括细胞因子水平）的影响，在肿瘤学中监测这些变量是有一定难度的。然而，对于患者早期生活事件和逆境、抑郁发作史以及抑郁和自杀的家族史的发现，能进一步揭示癌症患者自杀的精神生物学风险因素。有关的显著风险因素，请参见方框4.1。

方框4.1　显著风险因素

- 重度抑郁和自杀（自杀未遂或自杀死亡）家族史。
- 个人抑郁和早期逆境既往史。
- 个人自杀未遂既往史。
- 先前存在的精神疾病，包括酗酒、药物滥用。
- 目前的精神疾病（重度抑郁、严重的心理疾病）。
- 患者年龄（年龄越大，风险越高）。
- 独居/社会隔离。
- 男性。
- 患癌类型（肺癌、胃癌、头颈癌）和阶段（晚期）。

存在的问题

主要症状与体征

所有肿瘤科医务人员都需要熟悉患者自杀风险增加的关键症状和体征。检查临床抑郁症是一个重要的预备步骤，如果治疗团队熟悉可以预示自杀风险的基本评估方法，将会很有帮助。有关详情，请参见方框4.2。

表达自杀念头和意图是严重低落情绪和自杀风险的表现。如有疑问，临床医生应尽快安排心理健康的同事进行紧急评估，最好在 24 小时内。如果医生认为患者可能存在风险却无法找到心理健康专业人员，他（或她）应该进行适当的评估以确定患者心理健康状况。

区分主动和被动的自杀念头将会带来一定的帮助。例如，(a)主动："我想死，因为这种痛苦是可怕的。"(b)被动："随着我的生活质量恶化，我已经准备好面对即将到来的死亡时刻了。"(c)主动策划："在和家人告别之后，今晚我将会服用过量的镇静药。"(d)没有计划的被动："虽然我接受死亡，但不需要做任何事情来加速它。我希望上帝尽快带我离开。"

识别患者存在极度绝望并有自杀行动计划也是有帮助的。例如，"告诉我您计划用来结束生命的方法"或"请让我明白您对此有多绝望"。当绝望的患者表示有实施自杀计划时，意味着存在严重的风险，在这种情况下工作人员需要立即且持续地采取控制措施。

方框4.2　明确自杀计划

关键问题：
- 患者有明确的自杀计划吗？
- 他们将会做什么？
- 在什么样的条件下，他们将进行自己的计划？
- 他们有多大的可能会执行计划？

关键问题

管理有自杀风险的患者通常需要立即做出决策，以确保患者免受伤害。决策将取决于患者是医院/诊所的住院患者还是门诊患者。在某些情况下，患者家属或护工可能会报告自杀风险，因此需要询问他们是什么原因导致他们认为患者处于自杀风险。然后采取的行动取决于目前哪个医生对患者负有护理责任。例如，肿瘤学家，社区医生或精神科医生。通常情况下，如果患者实际上在临床医生的当前治疗职责区域内（例如，在诊所或病房中的现场），则该人员将直接负责提供安全地点。最常用的策略是让私人护工或护士坐在患者旁边并且要陪伴他们上厕所，以便随时了解他们的行踪。非医疗肿瘤学工作人员如果对他们护理中的癌症患者有疑虑，则需要制定明确的政策。

需要采取的调查和行动：

- 明确风险等级。
- 明确患者是否有足够的能力。
- 明确影响因素，包括医疗和社会因素。
- 确定患者是否需要转移或能够转移到某个安全的地方。
- 确定患者是否对他人造成威胁。
- 明确安全人员是否可以在必要时帮助制止自杀行为。
- 明确患者是否正在接受精神卫生服务，如果是，明确后续管理治疗由谁负责联系。

虽然肿瘤学工作人员可能明显普遍存在恐慌情绪，但在熟练和冷静地处理时，情绪应该是可控的。在确定适当的行动时，应采取安全措施确保肿瘤中心/诊所的患者和工作人员不会受到威胁。

如果患者试图离开肿瘤科诊所或病房怎么办？

如果患者对员工或其他人有任何直接的暴力或攻击风险，试图阻止具有自杀风险的患者离开诊所或医院是不可取的。在这种情况下，应允许有可能自残的患者在不听医疗/护理的劝阻情形下，离开医院或诊所，而下一步应立即致电医院保安人员、应急部门或警方，将患者控制并带他到一个安全的地方，通常是心理健康部门，患者可能会依法被精神卫生专业人员扣留进行评估。

注意：一旦患者接受了精神卫生专业人员的评估以确定自杀风险，将首先考虑将患者尽快送回他（或她）的癌症治疗中心。如果患者因癌症治疗被严重中断而面临危险，那么防止其自杀企图就没什么意义了。由于这些原因，有自杀念头的肿瘤患者应该安置住在合适的肿瘤科住院病房里，同时指派个人专职护工或护士应 24 小时轮班陪护，直到通过治疗降低了他们的自杀风险。如果不可行，在将患者护理移交给精神卫生专业人员（尽管是暂时的）的情况下，必须提供患者肿瘤护理的详细信息以保护患者的安全。

诊断困难

在治疗患有严重精神疾病的癌症患者时，存在几个问题。第一个问题是医生必须将患有严重精神疾病的患者的身体疾病的临床显著性降至最低的趋势，这种现象被称为诊断性遮掩。这可能会导致将未诊断出的癌症进展与患者身体状况恶化，不恰当地归因于精神疾病。与此相反，在某些情况下，由于癌症症状和癌症治疗不良反应（如恶病质、睡眠丧失、疲劳、食欲不振）被误诊为抑郁症，因此临床抑郁症可能被过度诊断。这使得区分临床抑郁症状和癌症相关症状变得非常重要。深入了解患者当前的癌症护理状况对准确鉴别抑郁症和自杀风险非常重要。

第二个问题是，有时，深度疲劳可能被混淆为临床抑郁症的症状。评估癌症患者，以区分抑郁症相关的疲劳症状是有一定帮助的。一般来说，疲劳患者通常能够从他们平常喜欢的活动中获得一些乐趣，在下午晚些时候通常是最困难的时间，而抑郁患者通常无法享受日常事物（快感缺乏），并有一种绝望的感觉。早晨常常是抑郁的癌症患者无法自我激励的最困难的时候（关于区分癌症相关疲劳症状和抑郁症的指南，请参见第二章）。

关键鉴别诊断的调查

有时很难区分正常悲伤情绪和疾病向正常死亡发展的背景下的自杀意图的被动表达与自我伤害的真正威胁。引出患者是否有一个明确的计划，以及他（或她）在什么情况下会自我伤害以及如何伤害，有助于确定患者自残或自杀威胁的严重性。按照方框4.2中的步骤确定患者是否有自杀计划。

评估

虽然有很多的纸笔测验能够帮助工作人员筛查患者的精神健康问题，但最准确、可靠、全面的方法是在临床问诊背景下，如精神状态检查，能够应用的最好方法。

问卷调查可以提供一种简单的筛选方法，用于表明是否需要临床问诊。而调查问卷的假阳性率和假阴性率各不相同，临床对自杀风险的管理绝不应只基于对调查问卷的评估。

由于时间和技巧的缺乏，许多癌症专家对进行基于面谈的精神状态检查感到担忧。但是快速提出关键问题，并且运用得当或许还能节省时间。这些技能通常在大多数癌症专家的能力范围内。举例来说，临床医生可以问患者，"您在这个时候觉得人生是怎么样的？"或者"您是否有觉得人生并不值得活着？"或者"您是否希望自己可以长眠不醒？"临床医生应该专注于患者自杀念头的性质、频率、程度和时机，并考虑患者的人际关系、状态和症状，除此之外应与其家人或朋友交谈来确定他们是否有观察到非正常行为（例如，最近购买了枪支）或有些隐含的自杀念头。所有这些技能都可以成为医护人员医护技能中的一部分。参见方框4.3中的评估工具。

> **方框4.3　评估工具**
>
> 与自杀想法相关的核心表现症状:
> - 绝望/无助。
> - 无意义/无目的/前景黯淡/看不见未来。
> - 对窘境和行为感到羞耻。
> - 内疚感或无价值感。
> - 快感缺乏(失去兴趣/无法享受日常事物)。
> - 情绪低落/情感平缓/无处不在的悲伤。
> - 日常的情绪波动(早上更糟)。
> - 经常性哭泣(哭泣可能是正常的,因此核查状态和恰当性)。
> - 睡眠障碍/记忆和注意力集中障碍/食欲不振/疲劳(无明显疾病相关)。
> - 检查症状的持续时间和强度(持续2周或更长时间)。

临床管理

在确定存在自杀风险后,以下列表中的检查行为可以提供帮助。

检查下列各项:

☐ 患者是否在您的护理职责范围内?

☐ 是否存在自我伤害的直接风险?

☐ 患者的药物是否受到控制以避免用于自残?

☐ 患者是否有其它可以实现自残的手段?

☐ 是否有引起自杀行为的任何医疗症状?

☐ 患者是否处于安全环境中?

按照方框4.4中的步骤对住院患者进行管理。

> **方框4.4　住院患者管理**
>
> - 对患者进行一对一观察,并在24小时后复查是否需要继续观察。
> - 应向所有担任观察角色的工作人员简要说明,应对患者试图离开其护理范围或意向自残时需要采取的措施。
> - 需将照顾计划的细节纳入医疗(和护理)笔记中,包括患者所有的预先指示/决策的细节/记录。
> - 决定谁将来负责对患者进行复查。
> - 注明下一次检查日期和时间,并将其记录在医疗和护理笔记上。
> - 向肿瘤心理健康小组寻求紧急建议和评估帮助。

药物选择

对潜在精神疾病患者使用精神药物治疗是对表现出自杀念头或行为的精神障碍患者最有效的反自杀方法（见第五章）。关于抑郁症，抗抑郁药物治疗对降低患者自杀风险或自杀企图的可能性的证据在短期内是喜忧参半，且没有定论的。然而，至关重要的是抑郁症的治疗与公认的精神药理学指南一致，分为三个阶段：急性期、持续期和维持期（如果合适的话）。

- 急性期治疗（3~4周）的目标是达到缓解（包括所有症状的解决）和功能恢复。

- 持续阶段治疗（指急性期完全缓解后的6个月）的目标是持续缓解，因为未能完全缓解（指完全恢复）具有重大不良后果，包括持续自杀风险。

- 如果复发风险较低，应在1~3个月的时间内逐渐减少治疗，而如果复发的风险很高，则有必要维持至少3年的持续性治疗（请参阅延展阅读部分 Krupfer 的论文）。

一些关键管理原则包括以下内容：

- 在开抗抑郁药处方时，建议选择一种急性过量的致死风险较低的药物，如选择性5-羟色胺再摄取抑制药（SSRI）或其他较新的抗抑郁药（如米氮平、艾拉法辛）并规定保守剂量（方框4.5）。

- 在双相情感障碍或混合性情绪障碍的患者中，长期的锂治疗已被证明可以显著减少（大约80%）自杀念头和自杀死亡风险。

方框4.5 考虑到可能的自杀风险，肿瘤医学中主要精神疾病的药物治疗的疗效与安全性

在急性期治疗间持续监测自杀想法

- 三环类药物——服用过量可能致死。
- 选择性5-羟色胺再摄取抑制药（SSRI）——服用过量致死风险较小。
- 5-羟色胺和去甲肾上腺素再摄取抑制药（SNRIs）。
- 去甲肾上腺素和多巴胺再摄取抑制药（NRIS）——服用过量可能致命。
- 抗精神病类药物——服用过量可能致死。

Adapted, modified, and expanded from Grassi et al. (2014). See Further Reading

- 据报道，在精神分裂症患者中，氯氮平具有特殊的抗自杀作用，这是 FDA 批准的第一个具有该指征的药物。
- 已收集到有关使用其他抗精神病药物以减少自杀风险的数据，比如奥氮平或喹硫平与一种稳定情绪的药物联合使用。
- 精神分析治疗可能伴随自杀念头，如严重失眠、躁动和明显的焦虑，这时使用能有效控制这些症状的药物是必要的，如苯二氮䓬类、曲唑酮、低剂量的第二代抗精神病药物（如喹硫平）和一些抗惊厥药，如加巴喷丁（同见第五章）。

心理治疗选择

心理治疗方案在报告有自杀念头或自杀行为的患者的治疗中发挥着重要作用，大量证据支持心理治疗干预在治疗特定的疾病中有效，如严重的抑郁症和边缘人格障碍，这些疾病与自杀风险的增高有关。在这些干预措施中，认知行为疗法经常与心理药物治疗一起使用。所有心理治疗最好都应由经过适当培训的专业人士提供，往往是公认的心理健康专业人员（例如，心理咨询师、经过专门心理健康培训的肿瘤科护士、心理健康护士、社工、临床

或健康心理学家、精神科医生、心理治疗师）。有关癌症患者心理治疗技术的更多详细信息，请参见第二章和《癌症护理中的心理治疗手册》（延伸阅读 Watson and Kissane 所著图书）。

案例分析

精神药理学综合疗法

特蕾莎，63 岁，家庭主妇，与丈夫住在一起。2 年前，她曾被诊断为卵巢癌并接受了手术，同时辅以化疗和放疗，一切都在好转。直到上个月，她开始抱怨感到身体虚弱、没有食欲、体重减轻，接受治疗时感到腹部长时间疼痛。她无法完成家务，大多时间只能躺在床上或坐在椅子上。她的丈夫带她去看了全科医生，医生认为有可能是癌症复发，要求她做了一系列检查，包括肿瘤检查。在检查过程中，医生安排她住院以便更快取得检查结果。初期检查期间，肿瘤医生询问了可能出现的问题，并且使用了《美国国立综合癌症网络心理痛苦量表》，列出问题清单。检查结果显示，她心理痛苦级别达到 8 级，特蕾莎身上也出现了很多问题，包括沮丧和不安情绪。这个结果引起了肿瘤医生的注意，他要求特蕾莎与医院的精神肿瘤科医生详谈。其他检查（验血、电子计算机断层扫描、核磁共振成像、正电子放射断层造影术）的结果都为阴性。特蕾莎与她选择的心理医生在接触过程中，一些重要的病因开始显现。

特蕾莎与丈夫共同生活了 37 年。在她看来，虽然丈夫平常都是话很少，冷漠，对别人的事情不以为然，只关心"他自己的事情"，但特蕾莎承认丈夫关心自己的健康。特蕾莎最近承受着很大的压力，其中包括女儿在 4 个月前的离婚，导致了很多家庭矛盾。再之前，特蕾莎在母亲去世（也是因为癌症）后也消沉了一段时间，但这段时间她没有去诊治。临床检查的过程中，特蕾莎显得特别不安。她将之形容为"感觉不到任何东西了"，心里想着未来渺茫，内心空虚，失去希望，特别无助。尽管化验与医学检验结果都为阴性，她还是想着腹部疼痛感，害怕癌症复发。她想着要是疼痛停不下来，生命没有了意义，那还不如一死了之。接下来的1周里，虽然这种自杀想法愈演愈烈，但她没有告诉任何人。虽然没有一个明确的自杀计划，但特蕾莎想过服用过量药物，服用她自己和丈夫放在家中的所有药物(包括抗高血压药、抗凝药和她丈夫用于糖尿病治疗的胰岛素)或者选择在小镇附近投河自尽。早晨起床时她总感觉越来越难受，到了晚上又会舒服一点。夜晚是放松的时间，因为只有在这个时候她才不会感受到疼痛。每天早晨不过是"新的噩梦的开始"。

特蕾莎在肿瘤科病房期间，医生为她制定了复发性严重抑郁症的诊断方案，开始采用精神药理学综合疗法(服用万拉法新37.5 mg，每天滴定75 - 102.5 - 150 mg；服用阿普唑仑每次0.5 mg，一日三次)，每日都有心理/精神肿瘤咨询。同时，组织其与丈夫和女儿的会面，以获得更多有关家庭情况的细节，并组织出院计划，将其转介到门诊心理肿瘤服务机构。

控制自残风险管理中的患者能力问题

判定患者能力问题主要依靠以下5项原则：

- 除非另有证明，否则默认患者具有行为能力。要想证明患者不具行为备能力，另需证据。
- 个人在作出决定时有权得到支持。
- 在仍有行为能力的情况下，个人将保留作出有可能被视为不明智或奇怪决定的权利。
- 必须遵循"最大利益"原则。任何与缺乏行为能力人群或代表缺乏能力人群有关的决定，都必须符合他们的最大利益。
- 在基本权力和自由方面尽可能少干预(方框4.6)。

> **方框4.6　患者法定权利**
>
> 医事法通则："每个成年且心智健全的人都有权决定用自己的身体做什么。"
>
> 卡多佐大法官，纽约（1914）
>
> 患者是否缺乏行为能力？患者心智是否健全？

医务人员必须表明他们正在为帮助患者恢复行为能力提供必需的帮助。因此他们要事无巨细地记载在医疗记录中，如果有疑问就要寻求第二意见。在有些国家，如果确定患者有行为能力，独立的第二意见必不可少。医生必须熟悉本国对有严重精神问题的癌症患者能力评估的法律。如果缺乏行为能力有可能与严重的精神疾病有关，医生应向心理健康同事寻求第二意见。在很多国家，医生负责确定患者是否缺乏行为能力。而在某些国家，需要2名医生作出独立评估，彼此达成共识，才能证明患者缺乏行为能力。临床医生必须遵循现有法律要求，来确定患者是否缺乏行为能力。后续行动将由临床能力评估的可靠性决定。

职工安全重要性

当患者缺乏行为能力时，知识丰富且充满自信的医务人员更能有效地保证自己和患者的安全。尽管各国依据心理健康政策制定的强制拘留的法律可能有所不同，但合法采取措施——如果必要的话——将患者带到安全的地方十分重要（例如，有适当的设施控制自杀风险的精神健康机构或癌症治疗诊所）。因精神病紧急治疗而拘留患者时应采取的重要行动见方框4.7。

困惑的患者

如果能力问题是因为患者感到困惑造成的，那这通常是因为医疗/物理因素。找到困惑或激动原因的检查可能需要一段时间。因此，可行情况下可为患者提供镇静药。

方框4.7　紧急精神患者的拘留

关键信息

如果患者因精神健康评估和紧急精神治疗而被拘留：

- 对于肿瘤学工作人员来说，联系急性精神病急救服务，以澄清患者的癌症治疗状态，处理任何可能的癌症治疗相关问题，这非常重要。
- 急诊服务人员需要知道哪些药物已经记录在患者的医疗笔记中，这样他们就能知道每个药物的相互作用，以及肿瘤药物史可能会影响他们对于自杀风险有关的急性精神病发作的管理。

只有在有危及患者或其他人员安全的情况下才使用镇静药

　　温和而冷静地对患者说话是有帮助的。可能的话，临床医生应该选择为那些将自己或他人置于危险境地的患者提供口服或静脉注射药物，以帮助他们减少困惑并保持冷静。面对困惑的患者，医护人员可能会感到力不从心，无法应对。因此给员工提供清晰的指导是有帮助的。主治医生应负责向其他工作人员提供指导建议。应立即进行调查以确定患者困惑的原因。所有参与患者护理的工作人员均能获得指导、填写医疗和护理记录，如患者病情恶化应与谁联络，以及应采取什么步骤确保患者和工作人员的安全。

采取束缚措施

　　束缚患者的工作人员必须接受适当的培训。四点身体束缚带是最常用的(用于手臂和腿)。

　　构建：患者是否粒细胞缺乏？患者是否身体虚弱？患者是否有束缚的外科或者医学禁忌证？临床医生必须清楚了解使用束缚措施的法律要求，包括他们谁可授权使用束缚措施以及需要核查何时使用束缚措施。他们应该始终以患者的最大利益为重。遵循方框4.8中描述的有关镇静和束缚安全问题的信息将有所帮助。

方框4.8　镇静以及束缚安全问题

关键信息

- 如果打算在未经患者同意的情况下对患者使用镇静措施，一定要寻求同事和/或保安人员的帮助。
- 需要注意，在一些国家，对仍有行为能力的患者不恰当地使用束缚和镇静措施可能被视为刑事犯罪。

昏迷患者

当患者处于昏迷状态，并且怀疑或确认自残是其昏迷的原因时，医生应该遵循以下指导方针：

- 确定是否需要将患者转移到急诊室。
- 在这种情况下采取紧急措施。
- 检查是否有人在患者昏迷或者失去控制前恰好与其在一起，并确定是否有关于昏迷确切原因的信息。

根据大多数法律准则，昏迷患者缺乏行为能力。临床医生必须从患者的最大利益出发。所有的操作都必须在医疗记录中分顺序清晰地记录下来，最好交由另一名医生检查。如果患者在医生的治疗下因自杀而死亡，医生通常会被要求"提供书面证言"，陈述事件及其行为；在大多数情况下，根据国家法律，这份证词将提交给验尸官法庭或类似的法庭。因此，必须尽快记录所有的事件和所采取的行动。

谵妄【精神错乱】

有时，由于谵妄患者可能将自己置于危险之中，因此会出现对其管理的混乱。患者怪诞的行为有时会导致精神疾病的误诊。谵妄是一种临床综合征，其特征是觉醒力、注意力、感知力和其他认知领域的紊乱，其过程往往波动不定。发病通常是（不总是）急性的。它可以包括下列任何一项，这可能被误解为精神疾病迹象而非身体失衡：

- 觉醒力水平的改变（例如，昏昏欲睡或焦躁不安）

以及情绪变化，包括烦躁/兴奋、恐惧、焦虑、哭泣、大笑、不稳定和/或压抑的情绪。

- 思维混乱，思维内容或感知力紊乱，如幻觉。
- 缺乏洞察力和判断力，认知领域和睡眠－觉醒周期受到干扰，以及包括躁动在内的精神运动变化。

病因与药物不良反应（如中毒、戒断反应）、术后状态、缺氧或高碳酸血症、代谢紊乱、头部创伤、感染/发烧、睡眠和感觉剥夺均有关。谵妄患者可能表现出不安的行为（如攻击、好斗、不配合治疗）和精神混乱（如游荡、定向障碍、夜间变化、从病房潜逃），并伴有幻觉报告。有一些问题与缺乏行为能力和应允能力有关。谵妄患者可能使自己处于自残的危险之中；然而，通常有一个潜在的医疗致病机制，其首要病因关乎医疗而非精神病学管理。

虽然使用镇静药和抗精神病药物可能是治疗的第一道防线，但这些管理策略可以由肿瘤学专业人员提供，并根据需要可征求精神病学家的第二意见。同急性抑郁症发作和自杀意图一样，谵妄患者需被紧急对待以使患者和其他人免受伤害。

社区中的患者

如果社区中有人表达了自杀想法，方框4.9中描述的措施将提供帮助。

方框4.9　社区有自杀想法的高危患者

警告
- 如果对患者的安全有疑问，请致电急救服务。
- 通知社区医生，并要求社区精神卫生专业人员进行紧急心理评估/跟进。
- 是否需要强制入院以控制急性风险（在适当的精神卫生法律范围内）？与社区精神科急救机构联络。

专业问题和服务执行

记录和沟通

执业医生应以适当的医疗笔记提供完整和清晰的书面记录，记录下所采取的任何事件和行动。他们必须熟悉自己在记录患者自残意外事件方面的法律义务，必须始终尽快与心理健康同事一起审查行动。应记录所使用的精神药物的详细情况，以及患者是否同意，并应考虑护理人员和医务人员应遵循的管理计划，以及是否要求提供精神病学意见，并适当记录详细情况。

法律责任

任何自杀风险的医疗管理计划都将要求与法律挂钩。如果出于因精神健康问题可能导致自杀风险的原因需要拘禁患者，临床医生必须熟悉法律，或至少寻求心理健康专业人员的建议和指导。

道德困境

保密性

如果医护人员认为信息共享符合患者的最大利益，他们就有责任向其他专业人员分享信息。当患者表示他们可能会将自己置于伤害中并列出他们会自残的情况时，精神卫生专业人员应告知患者，作为治疗的义务，他们必须与肿瘤科同事共享这些信息，以便为患者提供尽可能最好的治疗和护理。

由癌症患者提供的第三方的机密信息（例如，"我的儿子患有精神分裂症"），精神卫生专业人员不能未经许可与他人分享这些信息，除非他们相信自己的患者或其他人可能会因此被置于危险中。如果一位在精神卫生专业人员照顾下的患者承认在某些情况下有伤害医疗专业人员/同事的意图(例如，"我丈夫答应在我死于癌症手术期间的时候开枪打死外科医生")，专业人员有责任打破患者的保密性，以保护处于危险中的同事。

事先声明

如果存在有关不进行复苏的事先决定或声明，则可能出现自杀未遂的道德困境。医生在为了确保患者安全并对企图自杀的患者治疗时，可能会有记录在案的事先声明，但如果患者在作出自杀企图时判断能力受损，临床医有义务采取最符合患者利益的措施。如果一名抑郁症患者试图自杀，他(或她)的判断可能在采取这一行动时受到了损害，而根据大多数国家的准则，复苏将是强制性的，不管有什么先行指令。

已知的精神疾病

根据许多国家的法律，企图自杀的患者被认为是缺乏行为能力的，根据许多国家的精神卫生法的有关条款，可以在未经同意的情况下进行治疗。如果肿瘤学专业人员不熟悉精神卫生法，则应要求精神卫生专业人员提供紧急的第二意见，包括在未经同意的情况下将患者紧急转移至合适的精神卫生单位。

政策和协议

所有的肿瘤治疗中心都应该制定一项关于管理患者自杀风险的政策。此类政策文件需要由律师检查其法律正确性，并符合法律规定的国家实践指南。参与癌症患者护理的工作人员应能随时查阅政策文件。

针对患者因自杀而死亡，应该制定一项明确的程序来保障死亡审查程序的质量。所有心理医生都需要按照商定的政策制定如何处理精神紧急情况的工作，流程将根据背景和国家的不同而有所不同。方框 4.10 提供了管理政策建议。

操作流程图如图 4.1 所示。

方框4.10 管理政策

- 所有肿瘤科单位都应该有一个统一的政策来管控住院患者和门诊患者的自杀风险。
- 该政策文件应便于临床人员（包括护理人员）查阅。
- 该政策最好提供责任流程图，以表明谁采取了什么样的行动，并且所有临床工作人员都应该知道如何获取这些信息。如果合适的话，副本应存放在病房办公室以及临床服务计算机系统内，以及工作人员定期使用的区域。

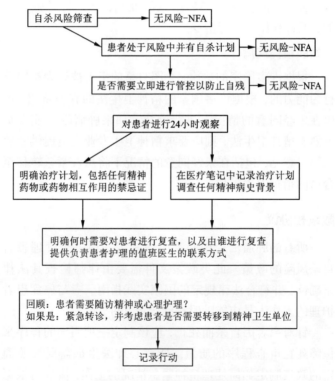

图4.1 自杀风险管理流程图
（NFA = No Further Action/无需进一步的行动）

团队和监督

理想的模式是有一个多学科的团队，定期约谈和评估患者，并指定一名心理健康专业人士以便征询意见和观点。在获得精神卫生专业人员的监督方面，虽然资源有限，但定期的同行监督应成为适用的标准。这可能包括每周的团队会议和/或定期的多学科会议，在这些会议上，对患者护理的审查应包括一个问题，即患者是否知道除了癌症护理外，还需要精神卫生护理。

参考书目

[1] Misono S, Weiss NS, Fann JR, Redman M, Yueh B. Incidence of suicide in persons with cancer. J Clin Oncol. 2008; 26(29): 4731–4738.

[2] Smailyte G, Jasilionis D, Kaceniene A, Krilaviciute A, Ambrozaitiene D, Stankuniene V. Suicides among cancer patients in Lithuania: a population-based census-linked study. Cancer Epidemiol. 2013 Oct; 37(5): 714–718.

[3] Miller M, Mogun H, Azrael D, Hempstead K, Solomon DH. Cancer and the risk of suicide in older Americans. J Clin Oncol. 2008; 26(29): 4720–4724.

[4] Walker J, Hansen CH, Butcher I. , et al. Thoughts of death and suicide reported by cancer patients who endorsed the "suicidal thoughts" item of the PHQ–9 during routine screening for depression. Psychosomatics. 2011; 52(5): 424–427.

[5] Robson A, Scrutton F, Wilkinson L, MacLeod F. The risk of suicide in cancer patients: a review of the literature. Psychooncology 2010; 19(12): 1250–1258.

[6] Spoletini I, Gianni W, Caltagirone C, Madaio R, Repetto L, Spalletta G. Suicide and cancer: where do we go from here? Crit Rev Oncol Hematol. 2011 Jun; 78(3): 206–

219.

[7] Anguiano L, Mayer DK, Piven ML, Rosenstein D.
A literature review of suicide in cancer patients. Cancer Nurs.
2012 Jul-Aug; 35(4): E14 – E26.

[8] Fang F, Fall K, Mittleman MA, et al. Suicide and
cardiovascular death after a cancer diagnosis. N Engl J Med.
2012; 366(14): 1310 – 1318.

[9] Choi YN, Kim YA, Yun YH, et al. (2014). Sui-
cide ideation in stomach cancer survivors and possible risk
factors. Support Care Cancer. 2014; 22: 331 – 337.

[10] Ahn MH, Park S, Lee HB, et al. Suicide in canc-
er patients within the first year of diagnosis. Psychooncology.
2014; 24(5): 601 – 607. doi: 10. 1002/pon. 3705.

[11] Kelly B, Burnett P, Pelusi D, et al. Factors asso-
ciated with the wish to hasten death: a study of patients with
terminal illness. Psychol Med. 2003; 33(1): 75 – 81.

[12] Mann JJ, Currier DM. Stress, genetics and epige-
netic effects on the neu-robiology of suicidal behavior and de-
pression. Eur Psychiatry. 2010 Jun; 25(5): 268 – 271.

[13] Gananc? a L, Oquendo MA, Tyrka AR, Cisneros-
Trujillo S, Mann JJ, Sublette ME. The role of cytokines in the
pathophysiology of suicidal behavior. Psychoneuroendocrinolo-
gy. 2016 Jan; 63: 296 – 310.

[14] Labonte B, Turecki G. The epigenetics of suicide:
explaining the bio-logical effects of early life environmental ad-
versity. Arch Suicide Res. 2010; 14(4): 291 – 231.

[15] Serafini G, Pompili M, Seretti ME, et al. The role
of inflammatory cyto-kines in suicidal behavior: a systematic
review. Eur Neuropsychopharmacol. 2013; 23: 1672 – 1686.

[16] Mina? VAL, Lacerda-Pinheiro SF, Maia LC, et
al. The influence of inflam-matory cytokines in physiopathology
of suicidal behavior. J Affect Disord. 2015; 172: 219 – 230.

［17］Niculescu AB, Levey DF, Phalen PL, et al. Understanding and predicting sui-cidality using a combined genomic and clinical risk assessment approach. Mol Psychiatr. 2015; 20(11): 1266 -2385.

延展阅读

American Psychiatric Association. Assessing and Treating Suicidal Behaviors: A Quick Reference Guide. Washington, DC: American Psychiatric Association; 2003.

American Psychiatric Association. Practice Guideline for the Assessment and Treatment of Patients with Suicidal Behaviors. Washington, DC: American Psychiatric Association; 2003.

提供了详细的实践准则以供参考。

Kupfer DJ. The pharmacological management of depression. Dialogues Clin Neurosci. 2005; 7: 191 -205.

提供了有关使用药物治疗抑郁症的详细资料。

Watson M, Kissane D. Handbook of Psychotherapy in Cancer Care. London: John Wiley; 2011.

解释了心理治疗的具体模型及其在癌症护理中的应用。

章节测试

1. 癌症患者的自杀率是多少?

A. 与一般人群相同

B. 高于肾脏疾病患者

C. 大约是一般人群的 1.5 倍

D. 低于一般人群

E. 大约是一般人群的 3 倍

2. 有个患者就在您附近,打电话告知您说他要自杀。您应该怎么做?

A. 试着说服患者不要这样做

B. 让患者约个时间来看您

C. 问患者会做什么，什么时候做，怎么做

D. 要求患者向朋友寻求帮助

3. 一个患者在诊所里，告诉护士她要服用对乙酰氨基酚片。您应该怎么做?

A. 告诉护士试着说服患者不要这样做

B. 让患者那天的晚些时候安排一个时间来看您

C. 视患者为优先事项，视其为紧急情况处理，并进行评估她是否抑郁

D. 要求患者交出对乙酰氨基酚片并威胁会把她扣留在医院

4. 评估癌症患者自杀的主要危险因素是

A. 社会和压力因素(如分离、离婚、失业)

B. 现存的精神疾病(包括抑郁症)

C. 自杀想法

D. 继发疾病或治疗引起的残疾和身体症状

E. 以上所有

第五章

焦虑和抑郁的精神药物学管理

Madeline Li, Joshua Rosenblat, and Gary Rodin

学习目标

通过本章学习，临床医生将能够：

1. 了解在癌症环境中识别和有效治疗焦虑症和抑郁症的重要性。

2. 了解心理痛苦症状是一个从正常的悲伤或忧虑反应，到病理的焦虑或抑郁的连续谱。

3. 回顾在癌症环境中焦虑症和抑郁症药物治疗的适应证和禁忌证。

4. 在选择最合适的抗焦虑药和（或）抗抑郁药时，能综合考虑药物的不良反应和药物相互作用。

5. 探讨将药物治疗的常规管理应用到对焦虑症和抑郁症的具体个案治疗。

背景

抑郁症和焦虑症在癌症患者中极为常见，其中约16%患有重度抑郁，10%患有焦虑症[1]。有效治疗这些症状是很重要的，因为这些症状与患者生活质量降低、生存率的降低、住院时间延长、身体痛苦、治疗依从性差、自杀念头增加和自杀有关[2]。

选择抑郁症或焦虑症的干预措施时，需要了解患者症状的性质和严重程度。轻度非病理性症状应与可能符合《精神疾病诊断和统计手册》（第5版；DSM-5）定义的情绪或焦虑症标准的更严重症状区分开来（表5-1）。

表 5 - 1 痛苦症状连续谱的心理和诊断特征

正常的伤心	阈下障碍	DSM - 5 抑郁障碍
保持亲密和联系； 相信事情会变得更好； 能享受快乐的回忆； 自我价值感随对癌症的想法而波动； 对未来有期待； 保持快乐的能力； 保持生活的意愿	与重度抑郁症状相似的情绪低落表现，但症状持续时间达不到诊断标准； 且症状短暂，且自限，包括发作的持续时间小于 2 周，包括抑郁障碍，持续时间超过 2 年	被孤立感； 永恒感； 自责，自罪； 自我批评/自我评价低； 持续，普遍，非反应性的悲伤； 无望，绝望； 对事物失去兴趣； 自杀想法/行为； 符合重度抑郁的诊断标准

正常的忧虑	阈下障碍	DSM - 5 焦虑症
通过支持和信息提供能缓解的轻度担忧； 随着癌症相关事件而波动的暂时性焦虑； 典型癌症相关的担忧，在数月或数周内缓解； 对担忧能保持合理的认识，有效的应对技巧； 焦虑感能提高治疗的依从性； 偶有加乏力，睡眠差，食欲减退，注意力受影响等躯体症状； 无惊恐发作	基于现实的高度担忧，需要持续的觉察； 频繁的焦虑但能较分散，有时不担忧； 与癌症相关的担忧不会随着时间的推移而缓解的担忧； 聚焦在消极一面，但仍能看到积极的一面，参加治疗有困难但却会参加； 比癌症阶段预期更严重的，或更频繁的躯体症状； 偶有具体想法或情境引发的惊恐发作	过度优虑，经反复宽慰后仍无改善； 持续担忧，难以控制； 广泛的焦虑，除癌症之外还有很多担心的事项； 灾难化思维，只看到事件最坏的一面； 难以作出决定或无法参与癌症治疗方案的决策； 持续目睹手的躯体症状，常规的支持情施后不能缓解； 频繁，无诱因的惊恐发作，达到 DSM - 5 型焦虑症的诊断标准

注：DSM - 5，《精神疾病诊断和统计手册》(第 5 版)，美国精神病学协会，2013 年)。经 Li, M, Kennedy EB, Byrne N, 等人许可改编，文献来源为：Li, M, Kennedy EB, Byrne N, et al. The management of depression in patients with cancer; a quality initiative of the Program in Evidence-Based Care (PEBC), Cancer Care Ontario (CCO). Guideline #19 - 4. Toronto: Cancer Care Ontario, May 2015.

虽然癌症的诊断常常导致患者的第一次抑郁发作，但焦虑症的出现更有可能是由于一种先前存在的疾病的重新激活，而不是第一次出现新的焦虑症[3]。在第一章中总结了在癌症患者中观察到的不同类型焦虑症的诊断特征及其可能表现的方式。然而，DSM－5焦虑症的分类中，最适用于癌症患者中严重焦虑症的典型表现的类别为非特定焦虑症，定义为"在社会、职业或其他重要功能领域具有临床意义的痛苦或损害，但不完全符合焦虑症诊断类别中任何疾病的诊断标准。"[4]。虽然焦虑症状可能会增强寻求或持续抵触癌症治疗的动力，但如果症状严重，可能会影响癌症治疗。关键信息汇总在方框5.1中。

方框5.1

在开始治疗之前，需要确定抑郁和焦虑的性质和严重程度。药物治疗应与心理治疗相结合。对于严重的焦虑和抑郁症状，应坚持药物治疗。

在癌症轨迹中，心理治疗可以贯穿癌症诊治的整个过程，它能缓解与疾病和治疗相关的轻度和较严重的焦虑和抑郁症状，并解决诸如与痛苦、丧失、不确定性、不自主和死亡相关的问题（参见第一章和第二章）。对于更严重的焦虑和抑郁症状，应考虑药物治疗，这也是药物治疗最有证据的适应证[5]。

在癌症治疗中，评估抗抑郁药物治疗效果的随机病例对照试验有限，而未设盲的病例仍有报道[6]。以前临床试验的局限性与样本大小、研究设计和抑郁症状的异质性有关。评估抗抑郁药物疗效的试验研究表明：虽然抗抑郁药物在缓解抑郁症状方面的效果很小，但在统计学意义上，效果显著[7]。

支持药物治疗癌症患者焦虑症的证据基础，甚至比抑郁症的证据基础更有限[8]。与药物治疗有关的研究包括轻度和重度焦虑的参与者，并且仅将焦虑水平作为次要的评价指标。这样的试验往往观察时间太短，抗焦虑作用不明显，因为抗焦虑药物的作用效果较抗抑郁药物，可能需要更长的时间才能显现。

对焦虑和(或)抑郁的治疗研究进行了大量的系统评价和元分析得出的结论是，没有足够的证据支持癌症患者中哪一特定药物或药物种类具有治疗的优越性。因此，选择治疗药物的建议主要是基于其他医疗人群研究的证据和专家的共识[9, 10]。然而，癌症患者有一些与潜在的不良反应和药物相互作用有关的特殊因素需要被考虑到。这些因素与潜在的不良反应和药物相互作用有关。本章为患有从中度到重度抑郁症和焦虑症的癌症患者提供药物治疗的建议和思考。

癌症患者焦虑、抑郁的药物治疗通则

图 5.1 为癌症患者的焦虑症和抑郁症的初步治疗提供了参考，这些症状通常是共同的，并可运用类似的治疗方法。进行焦虑、抑郁管理的第一步是设计一个系统方法做到及早发现。目前，大多数癌症诊疗机构和指南都推荐使用目前已有的几种有效的焦虑和抑郁评估量表筛查患者的抑郁症状(见第一章)。这种量表也被推荐用于确定症状严重程度和监测治疗的效果。在初步筛查后，还需要进行适当的临床评估，以确认是否存在焦虑症(见第一章)或抑郁症(见第二章)障碍，鉴别促成或干扰条件，并评估自杀风险(见第四章)。

在进行干预之前，需排除类似于焦虑或抑郁表现的类似疾病，例如，低活动谵妄、物质戒断、癌症相关的症状(如乏力、恶心、失眠)。癌症的抑郁和焦虑治疗中另一个关键步骤是确保有效地管理癌症相关的躯体症状[11]。如果疼痛控制不好，情绪和焦虑症状的药物治疗将很可能无效。因此，持续评估和优化癌症相关的躯体症状是治疗的重要组成部分。在开始干预之前，临床医生也应该进行心理教育，告知患者治疗重度焦虑或抑郁是有益于癌症治疗效果的，并通过告知患者癌症或癌症相关治疗会引起焦虑和抑郁症状是正常情况，从而消除患者的病耻感。同时鼓励家庭成员和患者参与治疗计划的决策，并鼓励患者提出他(或她)的治疗想法。大多数癌症患者会愿意接受心理治疗。对于更严重的症状，药物治疗是必需的，药物治疗可以使患者能够更好地配合心理治疗。进一步考虑选择抑郁和焦虑障碍药物可参考方框5.2。

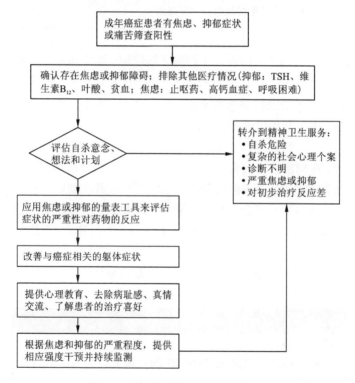

图5.1 癌症焦虑和抑郁的初步处理

经许可改编：Li, M, Kennedy EB, Byrne N, et al. The management of depression in patients with cancer：a quality initiative of the Program in Evidence - Based Care(PEBC), Cancer Care Ontario(CCO). Guideline #19 - 4. Toronto：Cancer Care Ontario；May 2015.

方框5.2 何时开药

1. 患者强烈要求使用药物治疗。
2. 因为语言不通、健康问题或其他问题导致患者无法进行心理治疗。
3. 既往有焦虑或抑郁障碍，而且经药物治疗有效。
4. 重度焦虑或抑郁。
5. 中度焦虑或抑郁。
   - 影响癌症治疗。
   - 经心理治疗后未改善。
6. 持续2年以上的中度抑郁症状。
7. 癌症相关事件中的暂时性中度焦虑。

工具包5.1中提供了如何开始使用、维持和停止抗抑郁药物治疗。在开始用药之前，应提供心理教育，使患者充分了解潜在的益处和不良反应。此外，医生应告知如恶心、头痛和焦虑这些常见的不良反应，这些不良反应是暂时的，一般只出现在治疗后的第一周。患者也应该被告知，在抑郁情绪改善之前，自杀的风险可能会增加，如果发生这种影响，他们应该通知他们的照顾者。彻底解释潜在的不良反应可能有助于防止发生早期治疗中断，而且也需要对患者澄清抗抑郁药物产生作用需要长达4~6周的时间间隔。这些解释对于药物使用的知情同意是必要的，而且对于增加依从性以及症状缓解都很重要。

工具包5.1 临床医生应用抗抑郁药的实用工具

启动抗抑郁药

☐ 筛查可能的导致抑郁的物质(如 TSH、维生素 B_{12})，以及药物滥用。

☐ 从最低剂量开始，便尽量减少不良反应，并在第1周后滴定至治疗剂量。

☐ 讨论潜在的不良反应(特别是最初的胃肠道不适、头痛或焦虑)，应该在第1周内消失。

☐ 解释可能需要4~6周才能达到充分的治疗效果，在此之前会出现不良反应。

续工具包 5.1

- ☐ 抗抑郁药增加自杀率的风险很小，自杀通常与青少年有关，出现在治疗早期。
- ☐ 建议每天服用药物，即使在抑郁症状缓解后仍继续服用。
- ☐ 如果突然停药，需询问有无停药综合征。
- ☐ 让患者放心不发生依赖或耐受性。
- ☐ 讨论与抗抑郁药物和潜在自杀风险增加有关的问题。

维持用药

- ☐ 在第一周提供支持，因为这周依从性最差；接下来 2～4 周持续用药，直到缓解。
- ☐ 监测躁动，焦虑和失眠症状加重，如有必要，考虑短期应用苯二氮䓬类药物治疗初期症状。
- ☐ 3～4 周治疗剂量后，评估治疗效果；如果没有反应，则增加剂量；如果在 6 周后没有任何反应，则换药。
- ☐ 定期监测身体指标和癌症治疗的情况变化并相应调整。
- ☐ 在完全缓解后持续有效剂量至少 6 个月。
- ☐ 应建议有复发性抑郁症病史的患者至少继续维持治疗 2 年或终生使用抗抑郁药。

药物停用

- ☐ 注意停用综合症(不安、头晕、躁动、头痛、恶心、麻木)，可能会在高剂量水平下突然停药或减药时发生。
- ☐ 认识到停用综合征更常见于半衰期较短的抗抑郁药(如文拉法辛、帕罗西汀)，氟西汀不会产生。
- ☐ 超过 4 周的时间内逐渐减量，以减少停用综合征；症状在减量结束时可能更明显。
- ☐ 告知症状通常是轻微的，大约 1 周会缓解。
- ☐ 如果症状严重，就缓慢减量，或换用如氟西汀等半衰期长的 SSRI 类抗抑郁药，然后再停药。
- ☐ 接下来几个月内监测可能出现的抑郁复发。

　　经过全疗程的抗抑郁药物治疗后，抗抑郁药可以在临床医生的监督下继续使用或缓慢减量，以防止或减少停用综合征的发生。5–羟色胺停用的症状包括全身不适、头晕、失眠、头痛、焦虑、躁动和类似休克的感觉，这些症状通常在 1～2 周内得到缓解。

　　关注和治疗焦虑或抑郁患者的失眠是很重要的，特别是在药物开始使用直至抗抑郁药物生效的这段时间，因为他们存在双向因果关系，尤其在药效潜伏期。在解决了失眠的其他潜在原因(如类固醇引起的失眠)和调整适当的睡眠卫生之后，可以选择性使用有镇静效果的抗抑郁药如阿戈美拉汀、米氮平或曲佐菌素来解决失眠问题，或者通过短期使用催眠药、苯二氮䓬类或镇静效果的抗精神病药物，如奥氮平或喹硫平来解决失眠问题（表 5 - 2）。与苯二氮䓬类药物相比，催眠药的耐受性和戒断性相对较低，药物相互作用的风险较小；与抗精神病药物相比，不良反应较少，因此应首先使用催眠药。

癌症患者抑郁症的药物治疗

治疗重度抑郁症的常用药物

表 5.2 提供了癌症患者抑郁的常用药物清单。有些药物，如单胺氧化酶抑制药，通常是不建议使用的，因为现已有其他可替代药物，且毒性较小，与肿瘤学常用药物的相互作用也较少。目前出现用于精神病患者的实验性药物治疗方法，也是癌症患者经常使用的替代疗法，但这里不讨论，因为支持使用这些疗法的证据太有限。在此我们只列出更常用的药物，见表 5 - 3。

选择性 5 - 羟色胺再摄取抑制药

选择性 5 - 羟色胺再摄取抑制药（SSRIs）是治疗癌症患者重度抑郁的首选药物。虽然他们的疗效并不比其他类型的药物更好，但是 SSRIs 的耐受性好，不良反应和药物相互作用的风险低。此外，对于有吞咽困难的患者来说，许多 SSRIs 也方便使用。

在 SSRIs 中，氟西汀、帕罗西汀和氟伏沙明的耐受性较差，且通过抑制细胞色素（CY）P 450 酶增加了药物与药物的相互作用。西酞普兰和艾司西酞普兰的耐受性最好，药物相互作用最少。然而，SSRIs 会延长校正 QT（QTC）间期，因此在使用其他会延长 QT 间期的药物时，要特别注意。这种影响与剂量有关，在通常的剂量范围内没有确凿的风险证据，但如果超出了最大剂量，风险将增加。舍曲林也有良好的耐受性，可以减少潮热。

表5-2　焦虑和抑郁的药物治疗

药物	CYP450a	常见药物不良反应	注意事项
选择性5-羟色胺再摄取抑制药			
西酞普兰 (Citalopram) 艾司西酞普兰 (Escitalopram) 舍曲林 (Sertraline) 氟西汀 (Fluoxetine) 帕罗西汀 (Paroxetine) 氟伏沙明 (Fluvoxamine)	强 2D6/3A4 强 2D6 中等 2D6/1A2/3A4	开始用药阶段出现胃肠道不适、头痛、头晕、焦虑;长期用药会出汗、性功能障碍、震颤、磨牙、体重增加	西酞普兰/艾司西酞普兰剂量 QTc 间期延长;帕罗西汀停药综合征有胃肠出血、低钠血症和骨密度下降的危险
• 多种递质再摄取抑制药(5-羟色胺、去甲肾上腺素、多巴胺)			
文拉法辛 (Venlafaxine) 去甲万拉法辛 (Desvenlafaxine) 度洛西汀 (Duloxetine) 米那普仑 (Milnacipran)	中等 2D6	开始用药阶段出现胃肠道不适、头痛、头晕、焦虑、出汗、性功能障碍、便秘	文拉法辛停药综合征与高血压危险;度洛西汀与剂量有关的肝毒性
安非他酮 (NDRI) (Bupropion)	强 2D6	易激惹	高剂量时有癫痫风险
雷博西汀 (NRI) (Reboxetine)		失眠、出汗、头晕、心动过速	有心脏疾病时慎用

续表 5-2

药物	CYP450a	常见药物不良反应	注意事项
非典型抗抑郁药物			
米氮平 (Mirtazapine)		镇静、体重增加、口干、便秘	罕见，可逆性中性粒细胞减少
黑色素瘤素（褪黑素类似物）Agomelatine (Melatonin analog[b])	1A2 底物（基质）	轻度恶心、头晕、头痛、嗜睡	肝肾功能损害者慎用
曲唑酮（SARI）(Trazodone)		镇静、头晕、低血压、胃肠道不适、口干、头痛、罕见勃起	在治疗性抗抑郁剂量下，由于无法忍受的镇静作用，更常用作睡眠辅助药
维拉唑酮（SPARI）(Vilazodone)		胃肠道不适、头痛、头晕、开始用药阶段出现焦虑感	可能降低癫痫阈值
沃替西汀（SMS）(Vortioxetine)		恶心、呕吐、便秘、头痛、性功能障碍	因其消化道反应，建议缓慢加量
丁螺环酮（5-HT1A 激动药）[Buspirone (5-HT1A agonist)]	3A4 代谢物	头晕、头痛、恶心、不安、嗜睡	肝肾功能受损者慎用
三环类抗抑郁药			
阿米替林（Amitriptyline Imipramine）去甲替林（Nortriptyline Desipramine）罗非他明（Lofepramine）	3A4, 2D6, 1A2 代谢物	镇静、便秘、尿潴留、口干、直立性低血压、心动过速	过量易中毒；3°胺类（阿米替林、米丙嗪）更难耐受；QTc 延长的风险；可能降低癫痫阈值

续表 5－2

药物	CYP450a	常见药物不良反应	注意事项
单胺氧化酶抑制药			
苯乙基肼硫酸盐（Phenelzine） 苯环丙胺（Tranylcypromine） 吗氯贝胺（Moclobemide）	中度 2C19	躁动、焦虑、失眠、虚弱、头晕、低血压、胃肠反应	高血压危象风险； 禁止与其他 5－羟色胺能药物合用
中枢兴奋药			
哌甲酯（Methylphenidate） 右旋安非他明（Dexamphetamine） 莫达非尼（Modafinil）		失眠、躁动、震颤、焦虑、高血压、心动过速、心律失常	禁用于有严重心血管疾病的患者，药物依赖的风险
第二代抗精神病药物			
喹硫平（Quetiapine） 奥氮平（Olanzapine） 利培酮（Risperidone） 阿立哌唑（Aripiprazole） 鲁拉西酮（Lurasidone） 阿塞那平（Asenapine）	3A4 代谢物 1A2 代谢物 2D6 代谢物 3A4 代谢物 1A2 代谢物	镇静、体重增加、代谢综合征（糖尿病、高胆固醇血症）、抗胆碱能作用和对性功能的影响	QTc 延长的风险； 因可提高催乳素水平，故利培酮、鲁拉西酮、奥氮平慎用于乳腺癌； 可能降低癫痫阈值
三碘甲状腺氨酸			
碘赛罗宁（T3/liothyronine）		心律失常、心动过速、高血压、头痛、震颤	禁用：甲状腺中毒或肾上腺功能不全

续表 5-2

药物	CYP450a	常见药物不良反应	注意事项
情感稳定药			
碳酸锂（Lithium carbonate）柠檬酸锂（Lithium citrate）	肾脏代谢	共济失调、镇静、构音障碍、精神错乱、震颤、认知功能障碍、多尿、多汗、腹泻、恶心、体重增加、甲状腺毒性、肾毒性、痉挛、皮疹、脱发（不良反应与剂量有关）	禁忌证：脑损害、肾脏疾病（特别是在需要低钠饮食的情况下、严重肾功能不全是绝对禁忌证）、心血管疾病、严重衰弱；需要有较低血清水平的老年人
丙戊酸钠（Valproate）双丙戊酸钠（Divalproex）	中等 2C9 and 2C19	镇静、震颤、头晕、共济失调、虚弱、头痛、胃肠不适、脱发、体重增加、肝功能受损	拉莫三嗪与丙戊酸钠联用时，要减量 50%；与阿司匹林和布洛芬需增加丙戊酸钠水平；监测肝功能；禁忌证：血小板减少

续表 5-2

药物	CYP450a	常见药物不良反应	注意事项
卡马西平（Carbamazepine）	诱导 3A4，2C19，2D6，3A4 代谢物	镇静、头晕、意识模糊、不稳定、头痛、胃肠不适、视力模糊、皮疹（罕见史蒂文斯 – 约翰逊综合征），罕见的再生障碍性贫血、粒细胞缺乏症、罕见的 SIADH	自动诱导自身代谢；与氯氮平联用导致血液代谢障碍；诱导口服避孕药代谢，可能导致意外怀孕；可能加剧闭角型青光眼；必须监测皮疹和血常规
拉莫三嗪（Lamotrigine）	通过肝葡萄糖结合代谢，而不是通过 CYP450	镇静、模糊/重影、头晕、共济失调、头痛、震颤、失眠、协调不良、疲劳、胃肠道不良反应、良性皮疹（10%），罕见 Stevens-Johnson 综合征、罕见无菌性脑膜炎、罕见的血液障碍	如果与丙戊酸钠合用，拉莫三嗪需减半使用；为减少皮疹，需要缓慢加量至治疗量（6 周），并严密监测不良反应；主要用于双相障碍抑郁相治疗

续表 5 -2

药物	CYP450a	常见药物不良反应	注意事项
苯二氮䓬类			
阿普唑仑（Alprazolam） 氯硝西泮（Clonazepam） 地西泮（Diazepam） 劳拉西泮（Lorazepam） 奥沙西泮（Oxazepam） 硝西泮（Nitrazepam）		过量镇静、头晕、呼吸抑制、抑郁、烦躁易怒	上瘾和耐受性的可能；跌倒和认知障碍的风险，尤其是老年人；缓慢减量，以避免撤药反应和反弹焦虑
抗惊厥药（用于辅助治疗焦虑）			
普瑞巴林（Pregabalin） 加巴喷丁（Gabapentin）		头晕、嗜睡、口干、周围水肿、共济失调、视力模糊、体重增加、认知功能障碍	
β受体阻滞药（用于辅助治疗焦虑）			
阿替洛尔（Atenolol） 普萘洛尔（Propanalol） 吲哚洛尔（Pindolol） 可乐宁（α激动药） ［Clonidine（α-agonist）］		心动过缓、低血压、支气管痉挛、头晕、眩晕	加重血管疾病和雷诺氏病；增加加巴喷丁和苯二氮䓬类药物的不良反应

续表 5-2

药物	CYP450a	常见药物不良反应	注意事项
抗组胺药（用于治疗焦虑的非标签辅助药物）			
羟嗪（Hydroxyzine） 可他敏（Diphenhydramine） 茶苯海明（Dimenhydrinate）		口干、镇静、震颤、认知障碍、便秘、罕见的呼吸抑制	与其他中枢神经系统抑制药具有协同作用； 增强抗胆碱能作用
安眠药			
艾司佐匹克隆（Eszopiclone） 佐匹克隆（Zopiclone） 扎来普隆（Zaleplon） 唑吡坦（Zolpidem）		头痛、口干、头晕、嗜睡、恶心、肌肉萎缩，很少出现睡眠进食综合症或幻觉	缓慢减量以防止反弹性失眠； 肝肾功能不全患者慎重使用扎来普隆
新兴疗法			
纳比隆/大麻（Nabilone/Cannabis） 氯胺酮（Ketamine）	评估大麻和纳比隆治疗焦虑和神经病理性疼痛的研究正在进行； 正在进行的评估氯胺酮快速抗抑郁和抗焦虑作用的临床试验		

续表 5-2

药物	CYP450a	常见药物不良反应	注意事项
替代治疗			
圣约翰麦芽汁（St. John's Wort）Omega-3 SAM-e			可能有助于轻度至中度抑郁症；抗拒抑郁药物的癌症患者可能更喜欢；大多数国家的制剂和剂量缺乏标准化；对药物相互作用的了解有限

注：QTC，校正 QT；GI，胃肠；SNRI，选择性去甲肾上腺素再摄取抑制药；NDRI，去甲肾上腺素 - 多巴胺再摄取抑制药；NRI，去甲肾上腺素再摄取抑制药；NASA，去甲肾上腺素能和特异性 5 - 肾上腺素能抗抑郁药；SARI，5 - 羟色胺拮抗剂和再摄取抑制药；SPARI，5 - 羟色胺部分激动剂和刺激药；SMS，5 - 羟色胺调节药和刺激药；SAM - e，s - 肾上腺素甲硫氨酸；SIADH，抗利尿激素分泌不当综合征。
a 只显示中度或强效细胞色素 P450 抑制，或底物状态指示。
b 褪黑素激动药和去甲肾上腺素 - 羟色胺拮抗药，增加多巴胺和去甲肾上腺素的释放。

表 5 - 3　癌症患者常用的精神药物

药名	标准成人剂量	治疗考虑
抗抑郁药		
西酞普兰（Citalopram） 艾司西酞普兰（Escitalopram）	起始剂量：10 ~ 20 mg qd/（5 ~ 10 mg qn）； 目标剂量：20 ~ 40 mg/（10 ~ 20 mg）； 最大剂量：40 mg qd/（20 mg qn）	可能对潮热有帮助； 可能比其他 SSRI 的起效更快（1 ~ 3 周）
文拉法辛（Venlafaxine） 去甲万拉法辛（Desvenlafaxine）	起始剂量：37.5 ~ 75 mg qam/（50 mg）； 目标剂量：75 ~ 225 mg/（50 ~ 100 mg）； 最大剂量：300 mg qam/（100 mg）	他莫昔芬治疗中的最佳选择； 显著潮热症状可考虑使用
安非他酮缓释片（Bupropion XL）	起始剂量：150 mg qam； 目标剂量：150 ~ 300 mg； 最大剂量：450 mg qam	显著疲劳； 有助性功能； 辅助戒烟； 体重影响一般
度洛西汀（Duloxetine）	起始剂量：30mg qam； 目标剂量：30 ~ 60 mg； 最大剂量：120 mg qam	建议用于神经症和慢性疼痛
米氮平（Mirtazapine）	起始剂量：7.5 ~ 15 mg po qn； 目标剂量：15 ~ 45 mg； 最大剂量：60 mg po qn	用于显著失眠症、厌食症/恶病质、焦虑、恶心、腹泻、瘙痒； 有快速溶解制剂

续表 5 - 3

药名	标准成人剂量	治疗考虑
选择抗精神病药[a]		
喹硫平（Quetiapine）	起始剂量 25 mg qn； 目标剂量：100～400 mg qn； 最大剂量：600 mg qn	可能有助于缓解抑郁、焦虑或类固醇引起的失眠症； 增加食欲和体重
奥氮平（Olanzapine）	起始剂量：2.5 mg qn； 目标剂量：5～15 mg qn； 最大剂量：20 mg qn	可能有助于缓解抑郁、焦虑或类固醇引起的失眠症； 增加食欲和体重
利培酮（Risperidone）	起始剂量：0.25 mg qhs or bid； 目标剂量：1～4 mg（qhs or split into bid）； 最大剂量：6 mg（qhs or split into bid）	镇静程度低于喹硫平和奥氮平； 所有第二代抗精神病药中锥体外系反应风险最高
阿立哌唑（Aripiprazole）	起始剂量：2.5 mg qd； 目标剂量：2.5～10 mg qd； 最大剂量：15 mg qd	可激活； 高剂量时与胃轻瘫和静坐不能有关； 对体重的影响一般

续表 5 - 3

药名	标准成人剂量	治疗考虑
苯二氮䓬类		
劳拉西泮（Lorazepam）	剂量：0.5～2 mg q4h prn； 起效：立刻； 持续时间：短； 半衰期 $t_{1/2}$：10～20 hrs	失眠； 惊恐发作； 抗癫痫
氯硝西泮（Clonazepam）	剂量：0.5～2 mg up to tid prn； 起效：立刻； 持续时间：长； 半衰期 $t_{1/2}$：20～50 hrs	失眠； 持续的焦虑； 抗癫痫
地西泮（Diazepam）	剂量：2～60 mg od prn； 起效：快； 持续时间：长； 半衰期 $t_{1/2}$：30～100 hrs	失眠； 乙醇戒断； 肌肉放松； 抗癫痫
阿普唑仑（Alprazolam）	剂量：0.5～3 mg od prn； 起效：快； 持续时间：短； 半衰期 $t_{1/2}$：10～20 hrs	惊恐发作； 特定的恐惧症； 幽闭症

注：qd，每日一次；qn，睡前；qam，上午；q4h，每 4 小时一次；tid，每天三次；po，口服；prn，需要时使用；hrs，小时。

a 用于治疗抑郁或焦虑的增敏药物。

选择性去甲肾上腺素再摄取抑制药

选择性去甲肾上腺素再摄取抑制药(SNRIs)的有效性和耐受性与SSRIs相当，它们在改善神经病理性疼痛方面有着潜在的补充作用，因此，SNRIS也被认可作为一线治疗药物。SNRIs的短期和长期不良反应与SSRIs基本相同，在较高剂量时，可能会因去甲肾上腺素水平的升高而导致血压升高。

文拉法辛及其代谢物去甲万拉法辛通常耐受性好，与其他抗抑郁药相比，CYP 450相互作用较少。但是因蛋白结合率低，因此不太可能取代其他已与蛋白质结合的药物。此外，两种抗抑郁药都能有效地治疗与乳腺癌雌激素调节药和前列腺癌的射频消融术相关的潮热。然而，文拉法辛的半衰期很短，因此，即使是一次的剂量未服用也可能导致明显的5-羟色胺撤药综合征。有强有力的证据表明度洛西汀对神经病理性疼痛有好处，这跟它与血清转氨酶和胆红素水平升高有关。

三环类抗抑郁药(TCAs)

三环类抗抑郁药(TCAs)的疗效与SSRIs相当，但其耐受性差得多。有多达三分之一的患者在完成治疗之前就撤药或换药。因此，TCAs不建议用于癌症患者重度抑郁症的初级治疗，然而它们可能被谨慎地用于治疗失眠症和神经病理疼痛。TCAs试验可能表明，当对SSRI类或SNRI类抗抑郁药物反应欠佳或有神经病理性疼痛时，可优先选择较新一代的TCAs(如地普拉明、洛非拉明和去甲色氨酸)，因为它们具有较少的抗胆碱能作用和心脏毒性作用。

非典型抗抑郁药

几种具有替代作用机制的抗抑郁药，也可能是治疗癌症患者重度抑郁的有效药物。当抑郁患者有睡眠障碍和(或)恶病质时，可选用米氮平，因为米氮平可镇静及促进食欲。此外米氮平还不会引起胃肠道不良反应，可止吐，并有口服崩解片剂型(米氮平)，这对吞咽困难的患者来说可以有很好的耐受性。

安非他酮具有促动力效果,对疲劳和(或)动力不足的患者尤其有帮助。它也有促进戒烟和改善性功能障碍的好处。但如果抑郁共病焦虑时,则不建议使用安非他酮,因为它可能会加剧这些症状。安非他酮还可能降低癫痫发作阈值,因此应避免在原发性或继发性脑肿瘤患者或有癫痫发作史或头部损伤史的患者中使用。值得注意的是,在治疗癫痫和(或)脑肿瘤患者的焦虑抑郁时,建议使用 SSRIs 类药物,因为这些药物降低癫痫发作阈值的倾向较小。

阿戈美拉汀是一种褪黑素类似物,对改善抑郁症患者的睡眠可能特别有帮助。它不仅还没有在癌症患者中进行研究,而且在精神病治疗中的有效性证据也刚刚出现。然而,它的不良反应轻微,在过量的情况下是相对安全的,并且停药不会出现戒断综合征。

已发现沃替西汀可改善认知功能,独立于其抗抑郁作用,因此对有认知功能障碍的患者可能具有特殊价值,但是这一作用并未在临床试验中得到充分证实。

非典型第二代抗精神病药物

第二代抗精神病药物(SGAs)治疗一般人群的重度抑郁症和焦虑症是有效的,然而其在癌症患者中的效果还没有被研究过。使用第二代抗精神病药物对癌症患者来说可能有一些额外的受益,如刺激食欲、减轻化疗引起的恶心、改善睡眠和减轻与谵妄相关的知觉障碍。当第二代抗精神病药对抑郁或焦虑的治疗效果有限时,可用它来改善癌症患者的失眠、厌食或持续的恶心症状。有证据支持奥氮平、喹硫平和阿立哌唑可以作为一般人群中抑郁症治疗的增强剂。奥氮平和喹硫平往往会导致镇静、体重增加和代谢不良反应,尽管这些效应可能对患有厌食症和失眠的癌症患者有利。如果不希望出现这些不良反应,建议使用阿立哌唑。

中枢兴奋药

中枢兴奋药经常被超出药品说明书用于治疗疲劳或抑

郁。用于治疗癌症患者抑郁症疗效的证据尚不清楚，且有争议。它们在改善疲劳、认知功能障碍、冷漠、动力不足和精神运动迟缓的效果更强。中枢兴奋药起效迅速，几乎可以立即观察到效果，因此在预期寿命有限的姑息治疗中应用可能特别有益。中枢兴奋药的药物相互作用较少，但应谨慎使用于焦虑、痴呆症、厌食症、失眠症或心脏病患者。

癌症患者重度抑郁时的抗抑郁药物治疗

方框5.3列出了选择抗焦虑药物的各种考量因素。药物的选择应根据患者的抑郁症状、抗抑郁药物的不良反应和临床情况。

方框5.3　抗焦虑药物选择的考虑事项

先前对某种抗抑郁药的反应。
对某种抗抑郁药的反应的家族史。
目前服用药物(即潜在的药物-药物相互作用)。
躯体症状(例如，对失眠突出者使用镇静药；增加体重的抗抑郁药用于恶病质患者)。
潜在的双重效果(例如，度洛西汀和TCA治疗神经病理性疼痛，文拉法辛治疗潮热)。
癌症类型(例如，在中枢神经系统癌症患者中避免服用安非他酮)。
并存病症(有心脏疾病的患者应避免中枢兴奋药或TCA)。
癌症预后(例如，对于寿命很短的患者考虑中枢兴奋药)。

对于药物引起的情绪发作(如类固醇相关的抑郁症)，去除病因和(或)使用抗抑郁药物是主要的药物干预。当药物引起的问题明显时，持续和中止用药的潜在收益和风险必须根据每个个案的情况加以权衡。在类固醇治疗的情况下，情绪的影响可能会持续存在，甚至可能是由这种药物停用而产生。如果类固醇必须保持，则增加抗抑郁药物与SGAs是有益的，特别是失眠突出者。对于那些没有抑郁症病史的患者，如果这一事件明显是由药物引起的，那么当药物已经停用，抗抑郁药物治疗可能会在抑郁症状缓解几个月后停止。

治疗抑郁症的一线药物包括 SSRIs、SNRIs、去甲肾上腺素和多巴胺再摄取抑制药（即安非他酮）以及去甲肾上腺素和特异性 5–羟色胺能抗抑郁药（即米氮平）。癌症患者最常用的抗抑郁药的剂量和治疗考虑见表 5.3。

对于第一次重度抑郁发作的患者，为达到抑郁缓解，抗抑郁药物治疗要使用治疗量维持 6～12 个月。反复的重度抑郁发作，建议最少连续抗抑郁治疗 2 年。如果有四次或以上重度抑郁症发作，为防止复发，建议终生服药。

只有三分之二的重度抑郁症患者对抗抑郁药物有初步反应，癌症患者的抑郁症状可能比一般精神病患者治疗效果更差，且有更高的复发风险。若抗抑郁药效果不佳，可考虑优化剂量，换用另一类抗抑郁药，或联合其他抗抑郁药类别或使用增敏药，如图 5.2 所示。在少数情况下，由精神病专家提供的神经刺激技术在治疗难治性抑郁症方面是有效的。

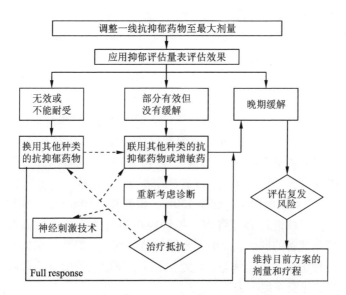

图 5.2　抑郁症一线治疗效果欠佳的处理方法

*增敏药包括锂、三碘甲状腺氨酸、非典型抗精神病药或丁螺环酮。

案例学习

抑郁症

J女士，38岁，已婚，2个小孩，分别为1岁和3岁。在母乳喂养期间，她被诊断为乳腺癌Ⅳ期，并转移到肝脏和肺。她出现悲伤和焦虑、痛苦和入睡困难症状。她希望化疗能延长她的寿命，她的症状不符合焦虑或情绪障碍的诊断标准。无精神病史，但是她哥哥和母亲有抑郁症的病史。J女士对他莫昔芬有严重的潮热反应，而使用文拉法辛37.5 mg qam，效果显著。她和她的丈夫因"想给孩子留遗产"的问题，积极参与支持性的心理咨询。J女士后来出现脑转移瘤，最初使用脑部放疗，后用类固醇治疗；并出现类固醇所致的糖尿病。这时J女士自诉睡眠问题严重，萌生出想远离孩子的想法，并失去了继续完成遗产问题的兴趣。她因自己的不耐心和易怒而自责，并感到持续的悲伤和绝望，认为自己死了，家人会更好，但否认有自杀意图。她的文拉法辛剂量达到150 mg/天，随后在接下来的6周内，她的抑郁症状得到了明显的缓解。然而，随着类固醇的逐渐减少，J女士的抑郁症复发，表现为失眠、厌食和食欲不振，以及每天吃饭时呕吐。她的文拉法辛加量至225 mg/天，但在接下来的3周，她的情绪未改善，且出现血压升高。因此，她的文拉法辛被降至150 mg/天，加用奥氮平5 mg qn，后加量至10 mg qn。这种治疗方案大大改善了她的睡眠、食欲、情绪和恶心症状。

J女士服用文拉法辛150 mg和奥氮平10 mg qn，她和丈夫继续进行心理咨询。尽管她在为自己的孩子们做好临终准备的同时，经历了短暂的情绪困扰，但她仍保持着一种正常的情绪状态。J女士完成了她计划的所有遗产项目，并安详地离去。

癌症患者焦虑症的药物治疗

抗焦虑药种类

一线抗抑郁药、抗精神病药物或催眠药可用于焦虑症的治疗(见第二章)。尽管有非常有限的证据证明其有效性(表 5 - 2),但仍然可以偶尔使用 β 受体阻滞药、可乐定和抗组胺药作为焦虑的辅助药物。β 受体阻滞药和可乐定也偶尔用于缓解潮热。因此当既有焦虑症状又有潮热时,使用 β 受体阻滞药和可乐定可能是合适的。苯二氮䓬类药物、抗痉挛药和丁螺环酮作为辅助药物在治疗焦虑症中的应用,具有较强的证据基础。

苯二氮䓬类

当在癌症人群中使用苯二氮䓬类时,应考虑到几点注意事项。除了氯硝西泮、奥沙西泮和替马西泮,大多数苯二氮䓬类都在肝脏代谢。因此如果癌症涉及肝脏时,使用苯二氮䓬类可能会加重损害。镇静、精神运动性损伤和头晕是苯二氮䓬类药物常见的不良反应。苯二氮䓬类有时与共济失调、视力模糊、血压低和记忆障碍相关。因此,应建议定期使用这些药物进行治疗的患者,避免驾驶或参与需要集中注意力的其他活动。由于这些不良反应,并且耐受可能性大,故仅建议短期使用苯二氮䓬类药物。适用于在特定情况下发生的焦虑症状,如患有幽闭恐惧症,需要医学成像、短暂性失眠或中止惊恐发作。使用时应考虑苯二氮䓬类药物的作用和持续时间(表 5 - 3)。

惊恐发作的患者当呼吸和放松策略不足以缓解时,可以使用苯二氮䓬类。这种药物本身可以减轻焦虑。然而,当惊恐症状严重且持续时,每日常规使用苯二氮䓬类药物的同时,用抗抑郁药如 SSRI 治疗。

抗痉挛药

抗痉挛药(加巴喷丁和普瑞巴林)具有适度的抗焦虑

作用，也可用于治疗癫痫、神经性疼痛、不安腿综合征和潮热。虽然它们的抗焦虑作用在癌症患者中尚未得到证明，但是当使用抗抑郁药对症状只有部分缓解时，它们可以用作辅助药物。普瑞巴林在治疗广泛性焦虑症方面已得到了广泛的研究，并已被推荐用于治疗广泛性焦虑症。其抗焦虑作用可能在治疗持续几周后才出现。

丁螺环酮

丁螺环酮是一种 5 – HT1A 部分激动药，已显示在普通人群中具有抗焦虑和抗抑郁作用，尽管在癌症患者中没有进行评估。它主要用于治疗广泛性焦虑症的非苯二氮䓬类药物选择。尽管丁螺环酮抗焦虑作用的发生可能需要数周，但由于其更好的耐受性和安全性特征，相对于苯二氮䓬类，丁螺环酮仍然是首选。丁螺环酮的镇静作用小，与意志活动减退、认知功能障碍或呼吸抑制有关，并无成瘾性或耐受性的相关风险。

癌症患者焦虑症药物治疗的一般原则

抗抑郁药是大多数 DSM – 5 中焦虑症的一线治疗方法，包括广泛性焦虑症、惊恐障碍、社交恐惧症和强迫症。抑郁症一线药物的治疗原则也适用于焦虑症的治疗。这包括注意耐受性、药物间的相互作用和为了达到双重治疗效果而出现的非目标效应。值得注意的是，虽然安非他酮和兴奋药物用于治疗重度抑郁症，但它们可能会加重焦虑症状。

虽然在 DSM – 5 中没有被归类为焦虑症，但适应障碍和创伤后应激障碍（PTSD）常常与癌症中的焦虑症联系在一起。由于存在自限性，除了短期使用苯二氮䓬类药物或催眠药外，适应障碍很少使用药物治疗。PTSD 的推荐药物治疗类似于其他焦虑症，以抗抑郁药物作为一线治疗，并根据需要使用 SGAs 增强治疗。

抗抑郁药治疗焦虑的剂量和滴定原理与抑郁症不同。对于焦虑症，由于抗抑郁药容易导致焦虑症状的初期恶化, 应从低剂量开始且缓慢增加(方框5.4)。避免因治疗引发的焦虑导致治疗中断。

> **方框5.4**
>
> 对于焦虑症, 抗抑郁药的一般规则是开始剂量低, 缓慢加量, 目标剂量高。

抗抑郁药的剂量越大, 抗焦虑效果越好, 抗焦虑作用起效的滞后时间大于抗抑郁药物的起效时间。虽然抗抑郁作用可能在4~6周内起效明显, 但这些药物的全部抗焦虑作用可能需要在足剂量下进行8~12周的治疗。从业者应该意识到这一点, 以避免过早认为治疗无效而更换另外的一线抗焦虑药物。癌症患者药物治疗流程如图5.3所示。

对于那些有重度焦虑需要立即缓解的患者, 可能需要苯二氮䓬类药物与抗抑郁药联用, 一旦抗抑郁药达到治疗效果, 就要逐渐减少苯二氮䓬类药物的剂量。对于那些能够等待抗抑郁药物生效的患者来说, 单用抗抑郁药就足够了。如果在适当剂量用药后没有取得任何效果, 或者抗抑郁药没有很好的耐受性, 则建议换用另一种抗抑郁药。一旦观察到抗抑郁药的效果, 就可以调整剂量以提高抗焦虑作用。如果初期治疗不能完全缓解症状, 建议使用SGA、抗惊厥药或丁螺环酮增强治疗。由于呼吸抑制、认知功能障碍和依赖的风险较低, 这些药物的增强效果优于长期使用苯二氮䓬类。SGA被证明增敏作用最强, 但如果没有观察到效果或它的耐受性差时, 应该更换增敏药。当完全缓解的时候, 应维持原方案和剂量1~2年, 或者直到触发的压力源不再存在。

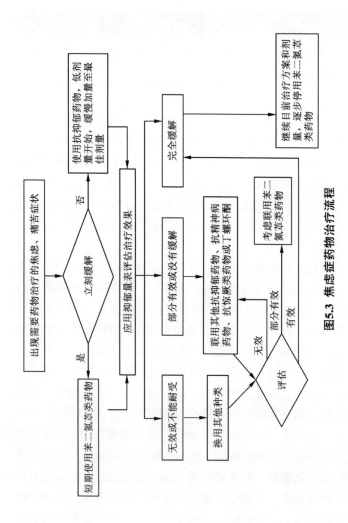

图5.3 焦虑症药物治疗流程

个案研究

焦虑
个案1

S女士，64岁，艺术家，单身，没有孩子。她有持续性胃肠症状并且影像学检查已经发现结直肠有肿块。活检时间本来已经预约好，但她反复取消预约，又要求把检查推迟到3个月后。这与她对治疗的犹豫不决有关，她花费了大量的时间在网上搜索关于结肠癌及替代治疗的信息。即使她知道自己患有结肠癌，最终还是决定拒绝治疗，因为她始终认为手术和化疗的方法难以承受。她没有家人，也不习惯向朋友寻求支持。

S女士的焦虑症状是持续和强烈的，并且与失眠和弥漫的身体疼痛有关。她通过绘画来分散注意力，同时缓解她的紧张、担心，并且这对缓解躯体疼痛也有一定的帮助。她经常感到恶心，无法进食，体重减轻了15斤。尽管过去从未寻求抗焦虑治疗，但S女士形容自己一直是"一个爱担心的人"，"如果你告诉我有90%机会会赢，10%机会会输。10%的重量在我的脑海里就是百分之百。"尽管她一直担心癌症在进展，但还是一直在拒绝接受体格检查和结肠镜检查。恐惧治疗的不良反应让她一直偏爱自然疗法。

S女士被转介给精神科医生进行精神评估和干预。最初的重点是帮助她建立一个治疗联盟，激发她产生控制焦虑症状的需求，帮助她回到她的社会支持网络中。她最终同意在家服用罗拉西泮2 mg，并按照预约进行活检。组织活检证实她有结直肠腺癌，肝脏也发生了转移。这样，她才同意接受手术和化疗。在她的要求下，她开始每晚睡前服用氯硝西泮2 mg直到手术。在化疗的第1个月后，她一想到要接受治疗就出现惊恐发作，并错过了2次本来已经预定好的化疗。出现惊恐发作后，她开始接受西酞普兰治疗，剂量稳定在每日20 mg，治疗反应良好。后来，在西酞普兰的帮助下，S女士完成了6个月的化疗，最终氯硝西泮也停止使用。

个案2

B先生，男，49岁，离婚，有2个十几岁的孩子，是一名土木工程师。虽然他的颈部有淋巴结转移，病理报告提示腺癌，但是肿瘤的原发部位无法确认。他本来计划做5个周期的放射治疗，但由于需要被辐射面罩固定而发生焦虑。过去，他一直有慢性阻塞性肺气肿的病史，每年吸烟30包，经常使用罗氟司特吸入器。B先生有很长时间的幽闭恐惧症病史，在拥挤的电梯上，高峰时间乘坐地铁，坐飞机旅行时他都会出现明显焦虑。他一生都在避免经历这些情况，从未因为焦虑症状而寻求治疗。这次为了接受放射治疗，他学习了渐进式肌肉放松技术，并希望通过将音乐带入到治疗过程中分散自己的注意力。但在做放疗计划时，他还是经历了严重的惊恐发作。他担心在完成日常放射治疗后，抗焦虑药物的镇静作用会影响他重返工作岗位。由于阿普唑仑有起效快、持续时间短的特点，医生为B先生选择了阿普唑仑对抗焦虑。在每次放射治疗前1小时他会服用阿普唑仑1 mg，放射治疗中将音乐治疗和放松训练的方法综合使用，他才成功地完成放射治疗。并用分级暴露治疗法，成功地解决了他的幽闭恐惧症。

药物相互作用

现在，许多可靠的药物相互作用检测结果可以通过lexicomp、epocrates、medscape、rxlist等多个免费或机构的数据库随时获得。表5-4还列出种多个肿瘤药物和精神药物之间的相互作用。许多常见的抗肿瘤药物与抗抑郁药没有明显的药代动力学药物相互作用，包括替莫唑胺、5-氟尿嘧啶、吉西他滨、铂类化疗或蒽环类药物。对CYP450酶影响最小的抗抑郁药通常是抗肿瘤药物最安全的选择(方框5.5)，尽管事实上大多数抗精神药物都会延长 QTc 间期。

亚利桑那教育及治疗研究中心(http://www. QTdrugs. org)建立了一个基于证据的 QT 间期延长的药物列表，并定期更新，内科医生可以多查询相关信息。

如果使用 SSRIs 类的药物，需要警惕和检测血清素综合征。血清素综合征是一种罕见的疾病，主要发生在多种血清素药物(如圣约翰草和 SSRI、SNRI 加 SSRI)联合使用的时候。这种潜在致死的综合征的主要特征是一系列临床认知损害(头痛、躁动、轻躁狂、精神错乱、幻觉、昏迷)、自主神经系统症状(颤抖、出汗、高热、血管收缩、心动过速、恶心、腹泻)和躯体反应(肌阵挛、反射亢进、震颤)。如果患者在服用这类药物，医生应该告知他们血清素综合征的症状和体征。一旦出现这类症状应立即停止服用抗抑郁药并寻求紧急医疗处理。

癌症患者出现谵妄时，精神药物相互作用也是需要重点考虑的因素。具有显著的抗胆碱能特性的抗抑郁药物(即米氮平、帕罗西汀、TCAS)应中止或保留，以及潜在导致精神症状的药物(即苯二氮䓬类、抗组胺药、致幻药)在使用时都应该小心。

表5-4　精神科药物和抗肿瘤学药物相互作用

抗肿瘤药物	精神药物	解释
他莫昔芬	避免帕罗西汀、氟西汀、大剂量舍曲林、安非他酮	转换为能被 CYP2D6 抑制药降低的活动代谢物内昔芬
阿比特龙	避免使用三环类药物，阿立哌唑；谨慎与氟西汀、氟伏沙明、帕罗西汀、舍曲林联用	可能会增加 CYP2D6 和 2C8 抑制药水平
所有细胞毒性药物	避免米安舍林	有骨髓抑制风险

抗肿瘤药物	精神药物	解释
PKIS（例如，伊马替尼、尼洛替尼、索拉非尼、舒尼替尼、曲妥珠单抗）	避免使用会导致 QTc 延长的三环类药物	尼洛替尼抑制 CYP 3A4 和 2D6；注意谨慎合用所有抗抑郁药
环磷酰胺、甲基苄肼、达卡巴嗪	慎重合用帕罗西汀、氟西汀、舍曲林、氟伏沙明、安非他酮	会被 CYP 2B6、2C19 和 1A 抑制药降低有效性
烷基化剂（异环磷酰胺、噻替哌）	慎重合用氟西汀、舍曲林、帕罗西汀、氟伏沙明	被 CYP 3A4 抑制药降低有效性
皮质醇类，依托泊苷，PKIS，抗微小管药物（紫杉醇、多西他赛、长春碱、长春新碱）	慎重合用氟西汀、舍曲林、帕罗西汀、氟伏沙明	因 CYP3A4 抑制药会使药物浓度增加，从而增加药物毒性
伊立替康	避免合用 SSRIs 类	有出现横纹肌溶解症和严重腹泻的风险
泊沙康唑	谨慎合用喹硫平	联合使用会增加喹硫平水平和 QTc 延长的风险
砷化物	谨慎合用所有抗抑郁药和抗精神病药	联合使用会增加 QTc 延长的风险

注：TCAS，三环抗抑郁药；PKIS，蛋白激酶抑制药；SSRIS，选择性血清素再摄取抑制药。

方框 5.5

一般来说，西酞普兰/艾司西酞普兰、文拉法辛/地芬拉法辛和米氮平是抗抑郁药的选择，药物相互作用最少。

服务措施

对于较严重的焦虑和抑郁的症状，药物治疗一般是必要的，而且与心理干预治疗联合使用会达到最佳治疗效果。值得注意的是，如果症状呈持续性或影响癌症的治疗，即使是轻中度焦虑和抑郁症状也可以考虑药物治疗。英国国家健康和保健医学研究所提出一种阶梯式诊疗模式(https://www. nice. org. uk/guidance/cg91/chapter/1 - Guidance#stepped care)[12]，该模式根据抑郁的严重程度、持续时间和病程，制定了明确的干预分级建议。该模式认为应该为所有癌症患者提供基本支持和心理教育。如果癌症患者出现焦虑和抑郁，对持续性轻度症状或阈下障碍提供低强度心理干预治疗，对持续严重症状或阈下障碍给予高强度的干预(图 5.4)[12]。

阶梯式诊疗是新的协作式诊疗模式的一个组成部分，这种模式可以为伴有抑郁的癌症患者提供高效而系统性的干预。协作式诊疗模式首先通过筛查和整体护理发现病例，然后依靠肿瘤学家、个案管理师和必要时提供咨询的精神科医生的积极合作达成目标。个案管理师可以提供低强度干预，如问题解决式治疗，应用评估表监测病情发展情况，从而根据需要调整干预强度。这种方法促进了肿瘤团队和社会心理学家的合作，提高了癌症患者心理健康照顾的水平。协作式诊疗干预将多种治疗形式进行整合，与单独使用药物治疗或心理治疗相比，抑郁缓解的时间更长，以及程度更彻底[7]。

如果希望了解更多协作式诊疗模式的信息，可以访问网站 http://www. teamcarehealth. org/ or http://impact - uw. org/.

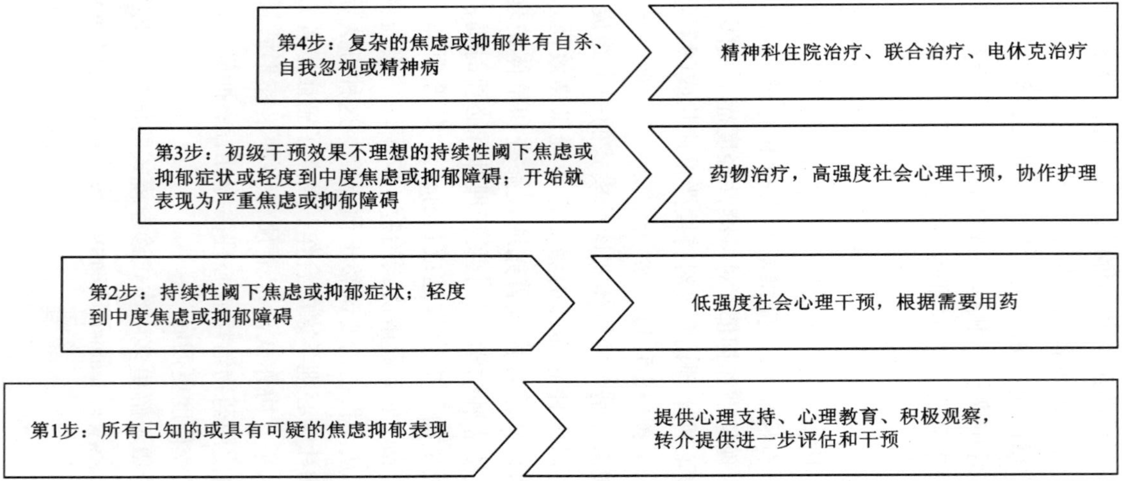

第4步：复杂的焦虑或抑郁伴有自杀、自我忽视或精神病

精神科住院治疗、联合治疗、电休克治疗

第3步：初级干预效果不理想的持续性阈下焦虑或抑郁症状或轻度到中度焦虑或抑郁障碍；开始就表现为严重焦虑或抑郁障碍

药物治疗、高强度社会心理干预、协作护理

第2步：持续性阈下焦虑或抑郁症状；轻度到中度焦虑或抑郁障碍

低强度社会心理干预、根据需要用药

第1步：所有已知的或有可疑的焦虑抑郁表现

提供心理支持、心理教育、积极观察，转介提供进一步评估和干预

图5.4 阶梯式诊疗模式

结论

抑郁和焦虑是癌症患者的常见症状，它们会影响患者的主观幸福感和生活质量，并可能增加治疗不依从性和自杀的风险。对于大多数轻度至中度症状的患者，心理干预就可以有很好的治疗效果。更多严重或持续的焦虑或抑郁症状可能需要抗抑郁药物和心理治疗相结合的联合治疗。尽管有多种药物可供使用，但 SSRIs 仍是最常用的药物。在选择药物治疗时，我们会同时考虑药物的不良反应和治疗效果。及时有效的抗焦虑和抑郁治疗可显著提高癌症患者的生活质量，促进癌症治疗的有效进行，支持疗效好的患者恢复到治疗前的功能水平，并减轻、预防晚期或进展性疾病对患者的影响。

低强度社会心理干预：结构式团体心理干预项目，同伴支持或自助项目、基于认知行为疗法（CBT）的自助项目、行为治疗或问题解决技巧。

高强度社会心理干预：个体或群体认知心理治疗，行为伴侣治疗，个体或团体支持性表达心理治疗。

参考文献

[1] Mitchell AJ, Chan M, Bhatti H, et al. Prevalence of depression, anxiety, and adjustment disorder in oncological, haematological, and palliativecare settings: a meta-analysis of 94 interview-based studies. Lancet Oncol. 2011; 12 (2): 160 – 174.

[2] Li M, Boquiren V, Lo C, et al. Depression and anxiety in supportive oncology. In: Davis M, Feyer P, Ortner P, et al. , eds. Supportive Oncology. 1st ed. Philadelphia, PA: Elsevier; 2011: 528 – 540.

[3] Kangas M, Henry JL, Bryant RA. The course of

psychological disorders in the 1st year after cancer diagnosis. J Consult Clin Psychol. 2005; 73: 763 - 768.

[4] American Psychiatric Association. Diagnostic and Statistical Manual of Mental Disorders. 5th ed. Arlington, VA, American Psychiatric Association; 2013.

[5] Hegerl U, Schonknecht P, Mergl R. Are antidepressants useful in the treatment of minor depression? a critical update of the current literature. Curr Opin Psychiatry. 2012; 25(1): 1 -6.

[6] Li M, Fitzgerald P, Rodin G. Evidence-based treatment of depression in patients with cancer. J Clin Oncol. 2012; 30(11): 1187 -1196.

[7] Li, M, Kennedy EB, Byrne N, et al. The management of depression in patients with cancer: a quality initiative of the Program in Evidence-Based Care(PEBC), Cancer Care Ontario(CCO). Guideline #19 - 4. Toronto: Cancer Care Ontario; May 2015.

[8] Traeger, Greer JA, Fernandez-Robles C, et al. Evidence-based treatment of anxiety in patients with cancer. J Clin Oncol. 2012; 30(11): 1197 -1205.

[9] Katzman MA, Bleau P, Blier P, et al. Canadian clinical practice guidelines for the management of anxiety, posttraumatic stress and obsessive-compulsive disorders. BMC Psychiatry. 2014; 14(Suppl 1): S1.

[10] Ramasubbu R, Taylor VH, Samaan Z, et al. The Canadian Network for Mood and Anxiety Treatments (CANMAT) Task Force recommendations for the management of patients with mood disorders and select comorbid medical conditions. Ann Clin Psychiatry. 2012; 24(1): 91 -109.

[11] Lo C, Zimmermann C, Rydall A, et al. Longitudinal study of depressive symptoms inpatients with metastatic gastrointestinal and lung cancer. J Clin Oncol. 2010; 28

（18）：3084 – 3089.

[12] National Institute for Health and Care Excellence. Depression in adults: the treatment and management of depression in adults. NICE Clinical Guideline 90.

London: British Psychological Society and Royal College of Psychiatrists; 2010.

https://www. nice. org. uk/guidance/cg91/evidence/full-guideline – 243876061

延伸阅读

Caruso R, Grassi L, Nanni MG, Riba M. Psychopharmacology in psycho-oncology. Curr Psychiatry Rep. 2013 Sep; 15(9): 393.

Grassi L, Caruso R, Hammelef K, Nanni MG, Riba M. Efficacy and safety of pharmacotherapy in cancer-related psychiatric disorders across the trajectory of cancer care: a review. Int Rev Psychiatry. 2014 Feb; 26(1): 44 – 62.

本文提供了为肿瘤患者开具精神科药物的详细信息。

Howell D, Keshavarz H, Esplen MJ, et al. A Pan Canadian Practice Guideline: Screening, Assessment and Care of Psychosocial Distress, Depression, and Anxiety in Adults with Cancer. Toronto: Canadian Partnership Against Cancer and the Canadian Association of Psychosocial Oncology; July 2015.

这是一份癌症患者焦虑和抑郁症状的管理指南，包括对焦虑和抑郁症状进行筛查/评估及治疗。

Miguel C, Albuquerque E. Drug interaction in psycho-oncology: antidepressants and antineoplastics. Pharmacology. 2011; 88(5 – 6): 333 – 339.

本文综述了抗抑郁药物和抗肿瘤药物的细胞色素P450酶药物相互作用。

Ostuzzi, G, Benda L, Costa E, Barbui C. Efficacy and acceptability of antidepressants on the continuum of depressive experiences in patients with cancer: systematic review and meta-analysis. Cancer Treat Rev. 2015; 41(8): 714 – 724.

本文是抗抑郁药物治疗癌症患者抑郁症(包括重度抑郁、适应障碍、心境恶劣或抑郁症状)的系统综述,文章数据截至 2015 年 2 月,显示抗抑郁药物的受益与治疗时间呈正相关。

Walker J, Hansen CH, Martin P, et al. Integrated collaborative care for major depression comorbid with a poor prognosis cancer (SMaRT Oncology – 3): a multicentre randomised controlled trial in patients with lung cancer. Lancet Oncol. 2014;15(10): 1168 – 1176.

第三个 SmaRT(症状管理研究试验)肿瘤学随机对照试验,证明了综合医疗干预对癌症抑郁症的有效性(晚期肺癌;或 5.88)。

章节测试

1. 治疗抑郁的药物应在什么情况下应用?

A. 抑郁症状非常严重

B. 患者对药物治疗有偏好

C. 单独使用心理干预无效

D. 以上所有内容

2. 关于焦虑或者抑郁的药物治疗和心理治疗,下列哪个论述是正确的?

A. 药物治疗总是比心理治疗更有效

B. 药物治疗和心理治疗不应结合在一起,因为它们同样有效,这将浪费资源

C. 药物治疗对更严重的症状更有效

D. 所有患者应始终合并使用

3. 肝损害患者应避免使用哪种苯二氮䓬类药物?

A. 氯硝西泮

B. 劳拉西泮

C. 奥沙西泮

D. 硝西泮

4. 哪种抗抑郁药的双重疗效的说法是错误？

A. 文拉法辛还可以减少潮热

B. 安非他酮可以增加能量和性欲

C. 度洛西汀也适用于神经性疼痛

D. 米氮平可以减少嗜睡和增加体重

5. 哪种抗抑郁药对 CYP450 药物相互作用的可能性最小？

A. 帕罗西汀

B. 西酞普兰

C. 度洛西汀

D. 盐酸安非他酮

附录一

NCCN 痛苦量表及问题清单

经批准改编自 NCCN 指南

NCCN 痛苦量表和问题清单 3.2015 版

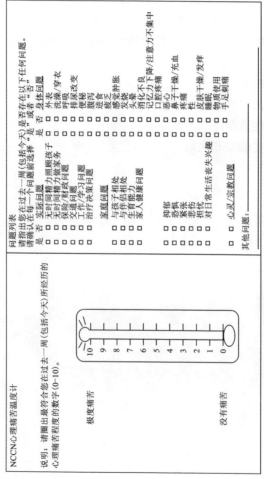

失志量表 - II

仔细阅读下面的每一条，请根据最近 2 周的情况，在适当的数字上画圈。

		从来没有	有时	常常
1	我对别人无价值	0	1	2
2	我的生命好像毫无意义	0	1	2
3	我已经失去了生活角色	0	1	2
4	我感觉感情失控	0	1	2
5	没有人能帮我	0	1	2
6	我感觉我无法帮助自己	0	1	2
7	我感到无希望	0	1	2
8	我感觉烦躁	0	1	2
9	我无法处理生活问题	0	1	2
10	我生活中有很多遗憾	0	1	2
11	我容易感到伤害	0	1	2
12	我对发生在自己身上的事情感到痛苦	0	1	2
13	我是一个毫无价值的人	0	1	2
14	我宁愿没有活着	0	1	2
15	我感觉非常孤独	0	1	2
16	我身上发生的事让我陷入困境	0	1	2

评分说明：此量表一共 16 项，得分≥8 分为临床关注。

意义和目的子量表：求和项目 1、2、3、5、6、7、13 和 14。

痛苦和应对能力子量表：项目 4、8、9、10、11、12、15 和 16 之和量表已经获得授权。Robinson S，Kissane DW，Brooker J，et al. Refinement and revalidation of the Demoralization Scale：The DS - II —internal validity. Cancer. 2016；122(14)：2251 - 2259；Robinson S，Kissane DW，Brooker J，et al. Refinement and revalidation of the Demoralization Scale：DS - II —external validity. Cancer. 2016；122(14)：2260 - 2667

143

附录三

常用筛查工具

贝克抑郁量表（BDI）http://www. ibogaine. desk. nl/graphics/3639b1c_23. pdf

痛苦量表（DT）（DT）http://www. nccn. org/patients/resources/life_with_cancer/pdf/

nccn_distress_thermometer. pdf

医院焦虑抑郁量表（HADS）http://www. scalesandmeasures. net/files/files/HADS. pdf

患者健康问卷抑郁自评量表（PHQ - 9）http://www. cqaimh. org/pdf/tool_phq9. pdf

这个工具根据精神疾病诊断与统计手册制定诊断标准。评分≥10 分即考虑严重抑郁症发作。

附录四

自杀风险评估工具

1. SAFE – T 自杀评估五步法和分类

由自杀预防中心和心理健康筛查中心合作开发

（http://www. integration. samhsa. gov/images/res/SAFE_T. pdf）

2. 自杀行为问卷修订版

（http://www. integration. samhsa. gov/images/res/SBQ. pdf）

四个项目评估一生的自杀意念和自杀企图；过去一年自杀意念的频率；自杀的危险因素；自我报告将来实施自杀的可能性。（http://www. integration. samhsa. gov/images/res/SBQ. pdf）

3. 哥伦比亚自杀严重程度评定量表

自杀评估问卷，有114种国家语言版本。各种专业人士可以学会使用这个问卷，包括医生、护士、心理学家、社会工作者、同伴顾问、协调员、研究助理、高中生、教师和神职人员。http://www. integration. samhsa. gov/clinical – practice/Columbia_Suicide_Severity_Rating_Scale. pdf

4. 自杀意念与风险水平评估

这是由临床医生进行自杀筛查的问卷，临床医生确定自杀危险因素，然后评估自杀风险和行动计划。临床医生提出的问题可能会引出与自杀想法、计划和行为相关的具体信息。http://www. cqaimh. org/pdf/tool _ suicide _ risklevl. pdf

附录五

章节测试答案

第一章

1. B 是错误的。心理痛苦不是诊断，是一种非污名化的，双方同意的术语，用于识别在癌症治疗过程中心理风险会增加的患者。

2. B、C、E 是正确的。DSM－5 适应障碍包括焦虑、情绪低落、焦虑和抑郁情绪。

3. B 是错误的。两者之间有轻度或中度的联系。其他倾向因素(如病前焦虑史、性别、疾病的阶段、社会状况、并存的医疗状况，如未治疗的疼痛)更为重要。

4. B 是错误的。必须在确定的压力源出现后的 3 个月内诊断。

5. F 是正确的。由医疗问题引起的焦虑是癌症患者最常见的焦虑症。以焦虑症状为主的适应障碍不能定义为典型的焦虑症。普通人群中其他焦虑症状很普遍。

第二章

1. D 是正确的。

2. D 是正确的。

3. E 是正确的。

4. D 是正确的。如果非心理健康专业的人士接受一定数量的培训，他们可以提供一些心理治疗。

第三章

1. E 是正确的。托尼表现出无助、无意义感(徒劳)、痛苦和自杀倾向，没有出现明显的快感缺失和抑郁。

2. C 是正确的。在那里托尼可以发现工作以外的人生意义，重新鼓起生活的勇气，把注意力集中在当下。

第四章

1. C 是正确的。发生率大约是一般人群的 1.5 倍。

2. C 是正确的。询问患者准备怎样自杀和什么时候自杀以确定自杀意图的严重性。

3. C 是正确的。优先关怀自杀患者，将其视为危机进行处理，并注意评估患者是否存在抑郁。

4. E 是正确的。

第五章

1. D 是正确的。

2. C 是正确的。药物治疗对更严重的症状更有效。

3. A 是正确的。肝损害患者应避免使用氯硝西泮。

4. D 是正确的。米氮平可以减少嗜睡和增加体重。

5. B 是正确的。西酞普兰对 CYP450 药物相互作用的可能性最小。